遺伝カウンセリング ロールプレイ

段階的に学べるシナリオ集

三宅秀彦 著

お茶の水女子大学大学院 人間文化創成科学研究科
ライフサイエンス専攻 遺伝カウンセリングコース/領域
教授

メディカル・サイエンス・インターナショナル

Genetic Counseling Role-Play: Let's Work by Eleven Case Scenarios
First Edition
by Hidehiko Miyake

© 2021 by Medical Sciences International, Ltd. Tokyo
ISBN 978-4-8157-3025-3

Printed and Bound in Japan

自分が目指す最高の動きをイメージしろ

それに近づくためにはどうすればいいか考えて動け

「訓練」はそのためにある

葦原大介著『ワールドトリガー』第6巻（集英社）

　本書は、筆者が研究代表者を務める、平成30年度～令和3年度科学研究費助成事業「ルーブリック評価表を中心に置いた遺伝カウンセリング模擬面接カリキュラムの構築」の成果をまとめた書籍です。

　遺伝医療/ゲノム医療の発展に伴い、遺伝カウンセリングが注目されるようになりました。遺伝カウンセリングを職能とする、臨床遺伝専門医や認定遺伝カウンセラー® といった臨床遺伝専門職の学習や総括評価では、遺伝カウンセリングロールプレイが広く用いられています。これまで遺伝カウンセリングの理論や実践に関する書籍は多く出版されてきましたが、ロールプレイを用いた学習の手引き書はなく、各研修会などで作られたテキストのみで、広く目に留まることはありませんでした。そこで筆者は、標準的な遺伝カウンセリングシナリオをまとめることを着想しました。

　医療面接技法の教育や評価では、その基準設定が難しいと考えられており、その標準化に“ルーブリック”と呼ばれる評価表が用いられます。本書では、遺伝カウンセリングロールプレイの目標を、具体的な行動からルーブリックを策定し、それを元にシナリオ集を作成しました。しかし、目標とシナリオだけでは、ロールプレイを実践するのは難しいため、模擬面接カリキュラムを利用するための基本情報を第1部（準備編）に、評価基準としてのルーブリックとシナリオ集を第2部（実践編）に掲載しました。さらに、第3部（解説編）として、カリキュラムをさらに応用して活用するための解説を加えた、3部構成となっています。

　このように、本書はグループ学習や個別学習を実践するための教材として作成されたものです。また、ロールプレイの面接だけでなく、遺伝カウンセリングの準備の練習をすることにも利用可能です。痒いところに手が届くという、気の利いた解説書で

はありませんので、読むというよりも、学習のガイドとして使ってもらえたら幸いです。

　本書の基礎となりましたロールプレイ事例に関する調査にご協力いただいた施設、学会関係の皆様、本研究班のメンバーである、櫻井晃洋先生、蒔田芳男先生、四元淳子先生、浦野真理先生、そして、当教室関係のスタッフ、大学院生をはじめとする、ご指導、ご鞭撻、ご支援、ご協力をいただいた全ての方に、心から感謝申し上げます。

三宅秀彦

目次

第1章

遺伝カウンセリングを学ぶにあたって

遺伝カウンセリングとは

　まず、遺伝カウンセリングとは何か、を押さえておきたい。日本医学会「医療における遺伝学的検査・診断に関するガイドライン」[1] では、遺伝カウンセリングとは「疾患の遺伝学的関与について、その医学的影響、心理学的影響および家族への影響を人々が理解し、それに適応していくことを助けるプロセス」と記載されている。このプロセスには「疾患の発生および再発の可能性を評価するための家族歴および病歴の解釈、遺伝現象、検査、マネージメント、予防、資源および研究についての教育、インフォームド・チョイスおよびリスクや状況への適応を促進するためのカウンセリング」が含まれるとしている。言い換えると、クライエントにおいて遺伝学的な状況から生じた、個人の生活や、家族、職業、社会的な事項に関する課題、すなわち心理社会的課題に対応するために、エビデンスにもとづいて解釈し、情報提供と援助を行うのが遺伝カウンセリングと言える。さらに、医師が遺伝カウンセリングを行う場合では、診断や治療といった医療的介入による診療的アプローチを加えることも可能である。

遺伝カウンセリングの流れ

　次に、遺伝カウンセリングがどのように行われるのか整理していく。遺伝カウンセリングの大まかな流れとしては、情報収集→情報の確認とアセスメント→情報提供（共有）→意思決定支援→フォローアップ、となる（図1.1）[2]。

情報収集

　まず、面談の基本となるクライエントに関する情報収集としては、遺伝カウンセリングとして実際に面談を行う前の情報収集と、遺伝カウンセリングの面談の中での情

予約（情報収集）

導入

情報収集と確認

アセスメント（遺伝学的、心理社会的）

情報提供（共有）

意思決定支援

フォローアップ

遺伝カウンセリングの大まかな流れ

全体として、傾聴する姿勢と話しやすい環境・雰囲気作りを心がける。文献2より。

報収集がある。多くの遺伝カウンセリングは予約制で行われることが多く、この予約の時点で来談動機やわかる範囲での家族歴などを簡単に聴取し、この情報をもとに面談で提供する情報の準備を行う。さらに、情報の正確性を高めるために、担当医からの診療情報提供や家系情報の追加など、必要と考えられる情報があれば、面談までに準備するようクライエントに依頼する。この情報により、予約時点では曖昧だった疾患名が明確になったり、家系内の情報が追加され事前の解釈が変わったりすることもあるので、事前準備は、事前情報から想定される範囲で広めに準備をしておく。院内で他科から紹介されたクライエントでは、カルテの参照が可能となるが、その場合には本人から参照する許可を得ておく。そして、クライエントに関する情報をもとに、遺伝学的な情報についても収集し、遺伝カウンセリングの準備を進める。

面談

　クライエントとの面談は、それまでの関係性に応じて、アイスブレイクから予約時に聴取した面談理由などについて再度確認を行い、遺伝カウンセリングの目標と進め方（アジェンダ）を設定する。アイスブレイクは、関係性の構築のための第一歩である。天候の話や交通の話などから入ることもあるが、クライエントの体調や都合などを確認することもアイスブレイクの一環となり、その後の面接の進め方を考える材料

にもなる。遺伝カウンセリングのアジェンダ設定は、その面談回における目的の設定を行うことが主たる目的となるが、発症前診断など遺伝カウンセリングが複数回に渡る可能性が高い場合では長期的な方針について最初の段階で説明し、長期的な目標も設定しておくことが望ましい。あわせて、来談予約の際に依頼しておいた追加情報を含めてクライエントの状況を確認する。これらの情報をもとにして、予約時点の事前情報と照合して再評価を行う。

　情報提供（共有）は、相手の理解を確認しながら進めていく。理解がゆっくりな方でも、遺伝カウンセリング担当者側は、わかるまで情報提供を行うという姿勢を、言語的方法、非言語的方法の両方で示すとよいだろう。わかりやすい情報提供のためには、専門用語や医学用語の使用はできるだけ控えめにすることが推奨されるが、これらの用語を使用しないと話が進められないこともある。そのような時には、それらの用語をわかりやすく説明し、相手が理解した上で使用するとよい。また、クライエントの理解しやすい方法は十人十色である、ということを認識しておくと、円滑に情報提供する方法の検討が可能となる。書き言葉よりも話し言葉の方が理解しやすいタイプの人がいたり、言葉より図表の方がわかりやすいタイプの人がいたり、また聴覚障害や視覚障害をもつ人もあり、クライエントの得手不得手はそれぞれである。遺伝カウンセリングの担当者としては、自分の得意な方法へとクライエントにあわせてもらうのではなく、自分がいろいろな手段を使えるようにするとよいだろう。したがって、情報提供の助けとなる説明資料や図表を、相手にあわせて事前に作成しておく。

　遺伝カウンセリング担当者側からの情報提供が一段落した段階で、クライエントの理解の確認と、課題に対するクライエントの考えや感想を聞くことになる。理解の確認には、「はい」「いいえ」ではなく、自分の言葉で情報について述べてもらえるようオープンクエスチョンを用いて質問する。例えば、「発症リスクはわかりましたか？」ではなく、「発症リスクを聞いてどのように考えられましたか？」のような質問をする。誤解や間違った情報をもっている場合では、わかりにくい表現などを改めた上で再度情報提供を行う。意思決定の場面においても同様に、その方針について自分の言葉で語ってもらうことが大切であり、遺伝カウンセリング担当者はどのような意思決定でも支援しようとする受容的態度をもつことが求められる。

　面談の最後には、話した内容を遺伝カウンセリング担当者側でまとめて、メモなどの形で説明資料とともにクライエントへ渡し、事後に振り返ることができるようにするのがよい。最後に、クライエントが聞き漏らしたこと、言いそびれたことがないか確認する。必要であればフォローアップ計画を立てて、面談を終了する。

　遺伝カウンセリングでは、複数人で来談されることも多い。このような場合では、話をする時には視線をそれぞれの方に向けるように配慮し、多く話す人だけに注目しないように気をつける。原則的に、それぞれのクライエントでは理解の程度や考え方が異なるものとして、情報提供や確認を行っていくとよいだろう。

遺伝カウンセリングとコミュニケーション

Carl Rogers のカウンセラーの3条件

　クライエントと遺伝カウンセリング担当者の間に良好な関係性を築くことで、クライエントが安心して話ができる環境が形成され、話の理解を深めることにつながる。その構築のために必要な、**Carl Rogers のカウンセラーの3条件**を紹介しておきたい。この3条件とは、自己一致（純粋さ）、受容（無条件の積極的関心）、共感（共感的理解）である（表1.1）[3,4]。自己一致とは、専門職としての役割の中でも、自分らしさを大切にするということであり、そして、カウンセリングセッションの中での自身の内なる感情や態度への気付き、評価することを意味している[4]。受容は、クライエントのあるがままを受け止めること[4]、とも言い換えられる。そして、共感とは、クライエントの世界を自分自身のものであるかのように自然に感じ取ることであり、同感や同情、感情移入といったこととは区別される。共感的理解は、遺伝カウンセリング担当者の考えや気持ちが前に出ると妨げられることも多い。先入観やとらわれの心を捨てることは難しいが、読書やディスカッションなどで多様な価値観が存在することを学ぶことは、共感的理解を学ぶ助けになるかもしれない。

遺伝学的情報の提供と心理的側面への配慮

　遺伝カウンセリングでは、情報提供と心理社会的課題に対する支援の2つが大きな柱となる。遺伝カウンセリングのモデルとして、教育モデルとカウンセリングモデル

表1.1　Carl Rogers のカウンセラーの3条件

自己一致（純粋さ）
受容（無条件の積極的関心）
共感（共感的理解）

がある[4]。**教育モデル**においては、クライエントは情報を得ることで自律的な意思決定ができることを前提として、クライエントが教育を受けた状態になること、すなわち、クライエントが自律的な意思決定をするために必要な情報を得ることが主要な目標となる。したがって、遺伝カウンセリング担当者には、正確な情報を、網羅的かつ中立的な方法で提供することが求められ、心理的側面に関しては最小限度の配慮が求められる。一方、**カウンセリングモデル**では、クライエントが、情報だけでなく、検証やサポート、不安の軽減などを得ることを目的に来談されることを想定している。その目標は多岐に渡り、クライエントを理解することや、クライエントの自己有能感を高めること、患者がコントロール感を得るのを補助すること、心理的ストレスを軽減すること、支援を提供すること、問題解決の手助けなどが目標となる。したがって、遺伝カウンセリングのプロセスも多面的となり、クライエントの強さや、限界、要望、価値観、意思決定のスタイルといった事項に対する心理学的な評価が含まれ、様々なカウンセリングスキルが要求される。実際の遺伝カウンセリングでは、この2つのモデルが混ざり合って存在している。したがって、遺伝カウンセリングを円滑に進めるためには、クライエントと遺伝カウンセリング担当者との間で知識（認知領域）だけでなく、態度・価値観（情意領域）、そしてコミュニケーション能力（精神運動領域）の連携が必要となる。すなわち、遺伝カウンセリングを担当するには、単に遺伝学的な知識について説明ができる能力だけでは不十分であり、クライエントのもつ心理社会的課題に対して支援ができる能力、そして、この説明と支援を総合的かつ円滑に行うためのコミュニケーション能力を修得することが要求されるのである。

求められるコミュニケーションスキル

コミュニケーションは、人と人との間において、考え、感情、態度、行動などを伝達しあうこと[5]であり、言語的コミュニケーションと非言語的コミュニケーションに大別される。**言語的コミュニケーション**とは言葉の内容そのものであり、コミュニケーションを円滑に行うためには、わかりやすい言葉の使用に加えて、ネガティブな意味をもつ言葉を使用する際の配慮、丁寧な言葉遣いと柔らかい印象の言葉遣いの使い分けなど、相手の話し方や態度、状況にあわせて使用していく。そして大切なこととして、相手に話をしてもらえるかどうかということを挙げておきたい。コミュニケーションは双方向性であるため、自分が上手く話すだけでは成り立たない。自分がある程度話した後に「いかがですか？」と発言を促したり、クライエントの話した内容から、さらに深く引き出したりする「もう少し詳しく教えていただけますか？」と

いうような返答が求められる。また、クライエントの話した内容の整理や、共感を示すための技法として、クライエントの話を正確に聴き、聴き取った内容をクライエントに返す"繰り返し"や、クライエントの話の重要部分を繰り返し、短縮し、具体化する"要約"、クライエントの話の内容や非言語的な表現から、クライエントの感情に焦点を当て、その感情を反映するものがある[6]。

非言語的コミュニケーションは、表情や姿勢、しぐさ、態度などを通して伝えられる。また、言語的コミュニケーションと非言語的コミュニケーションの中間に、声の大きさやトーンといった準言語的なコミュニケーションがある。これらの情報は、感情を表していることが多い。例えば、視線の置き方によって、相手への思いやりを表すことも、拒絶を表すこともできる。また、相手の話を聞いたときにこちらが微笑めば受容のサインになり、眉をひそめれば否定のサインになる。

クライエントの非言語的コミュニケーションを観察し適切に解釈することは、過大解釈には注意が必要であるが、クライエントの考え方や行動パターンを類推することに役立つ。また、非言語的表現と言語的表現の不一致には特に注意する。そして、クライエントの言語的・非言語的態度を観察し、遺伝カウンセリングのセッションを通して非言語的な態度を表明する技術を**アテンディングスキル**と呼び、上手なアテンディングは、クライエントの不安軽減、ラポール形成、強い作業関係の促進に繋がる[7]。これはクライエントも遺伝カウンセラーを常に観察している、という意味でもある。クライエントは、無意識の行動も含めて、遺伝カウンセラーの態度にきわめて敏感である。このことも意識し、遺伝カウンセリング担当者は、常に勉強を続けることが望まれる。

また、傾聴する姿勢も大切である。クライエントの話したいことを、共感的に聞く[8]ということを、相手を知りたい、わかりたい、という気持ちをもって行いたい。傾聴の技法の中には、言語的には相手の話を促す言葉（「もう少し詳しく教えていただけますか」「それは大変だったのですね」）の使用、非言語的には肯きや相づちなどがある。そして、「沈黙」も傾聴によく使われる技法である。この沈黙とは、相手が黙って話すことを探している間、こちらも沈黙を守る態度で待つことである。

以上、遺伝カウンセリングに関する基本的な事項を述べた。遺伝カウンセリングでは、カウンセラーの3条件（自己一致、受容、共感）、遺伝学的知識、コミュニケーションスキル、これらすべてを働かせて対応することが必要である。遺伝カウンセリングロールプレイで、みなさんの心技体を磨いていただきたい（図1.2）。

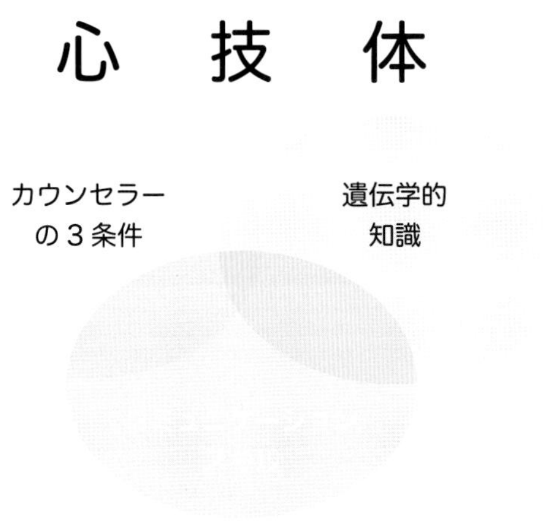

心　技　体

カウンセラー
の３条件

遺伝学的
知識

図 1.2　**遺伝カウンセリングの"心技体"**

参考文献

1. 日本医学会. 医療における遺伝学的検査・診断に関するガイドライン. http://jams.med.or.jp/
   guideline/genetics-diagnosis.pdf
2. 山田重人, 三宅秀彦. 遺伝カウンセリングってどうやって行う？　In：Q & Aでさらっとなっと
   く　産婦人科診療に役立つ早わかり遺伝医療入門. 大阪：メディカ出版, 2017：60-61.
3. 浦尾充子, 鳥嶋雅子, 村上裕美. 遺伝カウンセラーの基本的態度と内側（内的照合枠）からの理
   解. In：小杉眞司編. 遺伝カウンセリングのためのコミュニケーション論. 大阪：メディカルドゥ,
   2016：36-43.
4. Veach PM, LeRoy BS, Callana NP. Overview of Genetic Counseling：History of the Profession
   and the Reciprocal-Engagement Model of Practice. In：*Facilitating the Genetic Counseling Pro-
   cess*. 2nd ed. Springer International Publishing, 2018：33-49.
5. 津田司. 医療面接の実習マニュアル. In：日本医学教育学会臨床能力教育ワーキンググループ編.
   基本的臨床技能の学び方・教え方. 東京：南山堂：東京, 2002：15-47.
6. Kim KS. Interviewing：Beginning to See Each Other. In：Uhlmann WR, Schuette JL, Yashar BM
   eds. *A Guide to Genetic Counseling*. New Jersey：Willey-Blackwell, 2009.
7. Veach PM, LeRoy BS, Callana NP. Listening to Patients：Attending Skill. In：*Facilitaing the
   Genetic Counseling Process*. 2nd ed. Springer International Publishing, 2018：51-75.
8. 浦尾充子, 鳥嶋雅子, 村上裕美. 共感的理解を理解する. In：小杉眞司編. 遺伝カウンセリング
   のためのコミュニケーション論. 大阪：メディカルドゥ, 2016：45-53.

遺伝カウンセリング ロールプレイとは

遺伝カウンセリングロールプレイの目的

　遺伝カウンセリングロールプレイとは、模擬的に遺伝カウンセリングを行うことである。臨床能力の段階の概念として、Miller の臨床能力ピラミッドがある（図 2.1）。この概念では、最終的に実践できるようになることを目標に、Knows（知識）→Knows How（能力）→Shows How（行動）→Does（実践）という 4 段階を踏んで、学習を進めていくことになる[1]。遺伝カウンセリングロールプレイによる学習は、この "Shows How" = "どのようにするか示せる" の段階にあたる。したがって、ロールプレイで学習しようとする者は、少なくとも "Knows How" = "どのようにするか知っている" の段階、すなわち、遺伝学的知識や、心理社会的課題への対応方法の知識、コミュニケーション技能の基本理解の段階まで到達している必要がある。そして、"Does"、すなわち患者やクライエントに対して、適切な遺伝カウンセリング

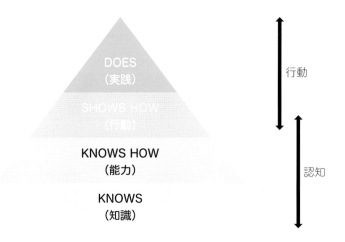

図 2.1　Miller の臨床能力ピラミッド

文献 1 より。

を実践できるレベルに到達することが、学習の目的となる。なお、遺伝カウンセリングにおいては、態度・価値観に関する学習も必須である。これらは、座学による学習では不十分であり、これまでの人生における経験（臨床経験だけでなく、個人的な経験や読書などを含めて）を通して涵養される。

役ごとに別々の視点から学べる

遺伝カウンセリングロールプレイ演習では、**遺伝カウンセリング担当者役、クライエント役、観察者**の各役割（ロール）を交代しながら担当する[2]（図2.2）。また、演習にあたって指導者もしくはファシリテーターを配置する。最近の遺伝カウンセリングロールプレイ演習は、スモールグループで行われることが多い。大人数の集団の中から数人を選び、集団全体の前で演劇的に行うことも可能であるが、模擬遺伝カウンセリングを大人数の前で行うことは、学習者には大きなプレッシャーがかかる。また観察者も多くなり、観察者個人の意見が表明しにくくフィードバックも一部の参加者からとなるため、スモールグループでの実施が好ましいだろう。そこで本書では、最も多く行われていると考えられるスモールグループの単位で学習者自身が各役割を担当するロールプレイ演習を想定して記述していく。

ロールプレイ演習の主たる学習者は、遺伝カウンセリング担当者役である。遺伝カウンセリング担当者が、遺伝カウンセリングに必要な情報収集、コミュニケーション技法の習得、適切な支援のための態度の理解を学ぶことが、ロールプレイ演習の主目

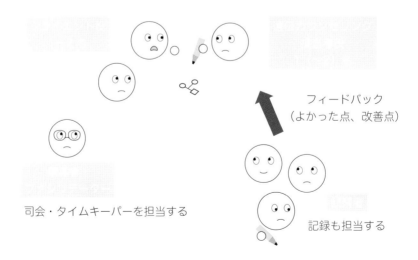

フィードバック
（よかった点、改善点）

司会・タイムキーパーを担当する

記録も担当する

図2.2　**ロールプレイにおける役割分担**

的である。しかし、クライエント役を担当することも、クライエントの状況の理解や、クライエントの視点からよりよい情報提供やコミュニケーションに関する気付きにつながる。さらに、観察者としての経験も、他人のロールプレイからの気付きや学びがあり、さらにそれらのポイントを適切にフィードバックすることもコミュニケーションにおける学びとなる。遺伝カウンセリングロールプレイは学習の場なので、失敗をしてもよく、失敗を自己の学びに変え成長につなげることが重要である。この失敗してもよいという環境は、学習者にとって安心して学べる場の提供となる。また、on-the-job-training と異なり、失敗によって、クライエント/患者に対して負担をかけることも無い。教えられるのではなく、お互いが経験した中で学んでいくことを大切にしていただきたい。

メタ認知：自分を客観的に見つめる

　遺伝カウンセリングには正解は無く、クライエントにあわせた柔軟な対応が求められる。どのような話し方をすればよいか、適切なコミュニケーション技法は何か、特定の疾患でどのような課題を中心にすればよいか、等を知識として学ぶことも大切であるが、それと同時に遺伝カウンセリングにおける自分の思考や行動に対する気付きが求められる。この気付きを具体的に言うと、自分の話すスピードや、口癖、言葉の選択の傾向などを認知する、ということである。このような気付きにつながる学習を行うために、**メタ認知**という言葉を覚えておいて欲しい。メタ認知とは、自分の認知状態や認知過程についての認知[3] のことを言う。遺伝カウンセリングロールプレイを行う際、メタ認知を働かせ、自身の認知過程を観察して評価し、さらに外部との評価を照合し、自身の成長を促していただきたい。

ロールプレイの準備

　ロールプレイの準備として、遺伝カウンセリング担当者の学修目標の設定と、ロールプレイのシナリオの用意が必須である。学修目標は、遺伝カウンセリングの構成要素から、参加者の習熟度やバックグランドを考慮して、"～ができるようになる"のような具体的記載で設定する。学修目標の設定には、学習者のこれまでの遺伝カウンセリングスキルの到達度についても考慮しなくてはならない。

　シナリオは、学修目標を意識して作成される必要がある。取り扱うテーマも、学習者の到達度に見合った内容を扱う。シナリオ作成にあたっては、クライエント役を主

語に記載するとわかりやすくなる。内容としては、クライエントの名前、年齢、発端者の情報、家族構成と家族歴、遺伝カウンセリングに来談するまでの経緯を中心に記載する。この経緯の中に、心理社会的課題に関する情報や医学的情報を入れて作成する。なお、クライエント役の人数は、夫婦やカップル、親子、きょうだい、など複数人としてもよいが、2人までとするのがよいだろう。ロールプレイが上手く進行するかどうかは、クライエント役の演技によるところが大きいため、初学者が行う場合や、頻度が低く情報がよく知られていない疾患をテーマとした場合では、シナリオ作成者がクライエントの心情などの細かい設定を行い、演じやすいように配慮する。逆に、クライエントの状況を知ることを目標にした場合では、あえてシンプルな設定のみをクライエント役に提示して、学習者自身が考える機会を得られるようにする。いずれにせよ、学習者の学ぶべきポイントを明確化し、できるだけ認知負荷をかけすぎないように配慮することが、シナリオ作成者には望まれる。また、遺伝カウンセリングでは説明資料を使用することが多い。この資料の作成は、シナリオ作成者など指導側で行ってもよいが、学習者自身に課題として課してもよい。この学習者に対する課題の設定にあたっては、シナリオ提示からロールプレイ演習の実行までの期間でどの程度まで実行可能かを考慮する。

ロールプレイの実践

事前の準備

　オンラインでのロールプレイも試みられているが、ここでは対面での実施を前提に記載する。実施する場所は、対面であれば静かな個室を選ぶ。大人数の実習で複数のグループが同室になる場合には、お互いの声が邪魔にならないよう進行のテンポをあわせる必要がある。座席は人数分必要であるが、話し合いとロールプレイ、それぞれに適当な配置に変えられる調度品のある環境が望ましい。また、シナリオに加えて、白紙の紙や筆記用具、説明資料を用意しておく。

　遺伝カウンセリングロールプレイ演習は、事前検討→ロールプレイ→フィードバックを1つの単位として、学習者が複数人であれば人数にあわせて繰り返し実施し、最後に総括的なまとめを行う（図 2.3）。司会進行は、指導者もしくはファシリテーターが担当するとよい。事前検討では、シナリオを確認し、事例における遺伝カウンセリングの進め方や情報提供の要点、クライエントの状況や課題などについて、参加

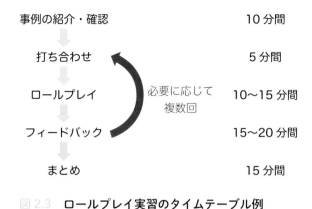

事例の紹介・確認	10 分間
打ち合わせ	5 分間
ロールプレイ	10〜15 分間
フィードバック	15〜20 分間
まとめ	15 分間

必要に応じて複数回

図 2.3　ロールプレイ実習のタイムテーブル例

者間で意見を交換する。意見交換の結果、必要であればシナリオの調整や設定の明確化を行う。

　ロールプレイのセッションの開始前に、クライエント役はシナリオの設定を確認し、どのように演じるか方針を決定する。複数のクライエントが来談するシナリオであれば、クライエント間で設定の調整を行う。必要であれば、ファシリテーターは、クライエント役から演じようとする設定を聞き、設定や演技に関するアドバイスを与えてもよい。クライエント役の打ち合わせは、遺伝カウンセリング担当者に知らせないように行うと、遺伝カウンセリング担当者の対応力が確認できる。

　遺伝カウンセリング担当者の直前準備としては、各人の座る位置を決め、説明資料などの確認を行う。座る位置を決める時、クライエント役と遺伝カウンセリング担当者役間の距離、視線の位置を想定して、話しやすい環境となるよう配慮する。観察者は、セッションの進行を妨げない場所で観察するが、できるだけクライエント役と遺伝カウンセリング担当者役の話が聞きやすく、それぞれの表情が見られるところに位置取りする。また、観察者は、ロールプレイを記録するための準備も行う。なお、これらのロールプレイ直前の準備も、ロールプレイ実習の一部であり、遺伝カウンセリングの実践に向けた学習になるので、学習者を主体として行うとよい。

演習

　ロールプレイのセッションにかける時間は様々であるが、一般的には 10〜15 分程度で行うことが多く[2]、初学者では 5〜10 分としてもよい。実際の遺伝カウンセリングは、短くても 30 分程度を要し、1 時間以上かかっても不思議ではない。実際、シナリオを実際の外来に準じて頭から行うと、挨拶から情報収集で 10 分間はほぼ過ぎて

しまうので、ロールプレイ演習では、特に学習したい部分を遺伝カウンセリングのセッションから選択して行う（第6章参照）のがよいだろう。いずれにせよ、ロールプレイの場面選択を含め、進め方については事前にグループ内で相談して決めておく。

　ロールプレイを行うにあたり最も大切なことは、遺伝カウンセリング担当者役、クライエント役、それぞれが自分の担当する役に入ることである。しかし、実際には緊張してしまい、うまくいかなかったり、本来の自分の考えと違うことを口にしたり、普段では思いもしない行動をとってしまうこともある。したがって、ロールプレイの内容については、演習の中だけに止め、他言をしないことをルールとするとよい。また、遺伝カウンセリング担当者が、上手くロールプレイが進められないような状況になった場合では、タイムアウトをとってもよい[2]。

事後検討

　事後検討では、遺伝カウンセリング担当者に向けて、よかった点やもっとよくなる点を伝えるためのフィードバックを行い、そのセッション全体を振り返る。フィードバックの進め方は、遺伝カウンセリング担当者の感想を聞き、それから観察者やクライエント役に意見を求めていくのがよいだろう。フィードバックは、簡潔かつバランスを取って行うように、あらかじめ参加者にきちんと伝えておく。フィードバックも、観察者が中心となって記録する。最後のセッションの振り返りでは、採録した内容をもとに、学びや反省点を整理する。ロールプレイを行った後では、参加者に心理的および感情的な負担がかかっていることもあるので、ロールプレイのファシリテーター/指導者は、自分の気持ちを十分に話す機会を参加者に与えて、努力をねぎらい、後にその辛さを残さないように心がける。

遺伝カウンセリングロールプレイのまとめ方

　ロールプレイ演習で学んだことを記録することは、学びの定着に重要になる。遺伝カウンセリング担当者役やクライエント役はロールプレイの実演とフィードバックに集中した方がよいので、観察者の中から書記を選び、フィードバックを含めた全体的な記録を取ってもらい、それをもとに討論のまとめを行い、学習者ごとに記録をまとめていくのがよいだろう。最終的にまとめておく内容の例としては、事前検討の内容、ロールプレイで行ったこと（情報提供や心理社会的支援の具体的な内容）、フィー

ドバックで指摘された事項、学びとなった点、反省点などが挙げられる。

　ロールプレイの振り返りをするにあたっては、客観的な記録も重要である。まず、客観的な記録として最も有用な方法としては動画による記録が挙げられる。ボイスレコーダーで音声のみを記録しておいてもよいが、遺伝カウンセリングでは非言語的コミュニケーションも重要であるので、動画での記録を推奨したい。動画で記録を行う際は、クライエント役、遺伝カウンセリング担当者役、双方の上半身が同時に映り、表情がわかるような画面構成にすると、話し言葉と表情といった非言語的表現の比較も可能となる。

参考文献

1. 志賀隆. シミュレーション教育の原理. In：武田聡，万代康弘，池山貴也編. 実践シミュレーション教育. 東京：メディカル・サイエンス・インターナショナル，2014：2-13.
2. Veach PM, LeRoy BS, Callana NP. Guidelines for Book Users：Instructors, Supervisors, and Students. In：*Facilitaing the Genetic Counseling Process*. 2nd ed. Springer International Publishing, 2018：1-31.
3. 下山晴彦編集代表. 誠信 心理学事典 新版. 東京：誠信書房，2014.

第 3 章

遺伝カウンセリング
担当者役の準備

　遺伝カウンセリング担当者の主な役割は、クライエントからの情報収集、クライエントへの情報提供、意思決定支援、そして心理社会的支援である。そして、実際に遺伝カウンセリングを担当するためには、心理社会的課題への対応を含めた遺伝カウンセリングに必要な情報を収集・整理する能力と、情報共有と支援を行うためのコミュニケーション能力を修得しなくてはならない。遺伝カウンセリングロールプレイはMiller の臨床能力ピラミッド（図 2.1）の"Shows How"の段階であり、ロールプレイで遺伝カウンセリングを学習しようとする人は、基本的な遺伝に関する知識やコミュニケーションに関する知識を修得していることが前提となる。そして、模擬的な遺伝カウンセリングを見せるためには、遺伝カウンセリングの流れを理解し、その流れを組み立てられる能力が要求される。

　遺伝カウンセリングロールプレイ実習の準備段階で、遺伝カウンセリング担当者役には、シナリオを精査し、遺伝カウンセリングを行うにあたり必要とされる情報の収集と整理を行い、資料の準備などを含めて、どのように遺伝カウンセリングを進めるかを検討することが求められる。そして、実習に参加するときには、自身の掲げる目標や修得したいことを明確化しておき、自身の行っている遺伝カウンセリングをメタ認知し、フィードバックに対して内省力を働かせて、自身の成長につなげていきたい。

　ここからは、遺伝カウンセリング担当者役の準備について解説していく。

遺伝学的情報の収集

　遺伝学的な事項は、常にアップデートされている。さらに、遺伝性疾患は2021 年 6月 18 日現在、遺伝性疾患のデータベースである OMIM（https://omim.org）において、分子遺伝学的な基礎が判明している表現型は、6,111 件登録されている。また、遺伝カウンセリングでは、世界に数例というような疾患への対応を求められることもある。したがって、全ての事項を暗記しておくことは不可能であり、基本的な事項や

表 3.1　遺伝カウンセリングの準備に役立つ web データベース

疾患情報	難病情報センター：https://www.nanbyou.or.jp 小児慢性特定疾病情報センター：https://www.shouman.jp OMIM：https://omim.org Orphannet：https://www.orpha.net/ GeneReviews：https://www.ncbi.nlm.nih.gov/books/NBK1116/ GeneReviews Japan：http://grj.umin.jp
バリアント情報	MGeND：https://mgend.med.kyoto-u.ac.jp ClinVar：https://www.ncbi.nlm.nih.gov/clinvar/ LOVD3：https://www.lovd.nl HGMD：http://www.hgmd.cf.ac.uk/
染色体関連	日本人類遺伝学会臨床細胞遺伝学認定士制度（染色体異常を見つけたら）：http://cytogen.jp/index/index.html

方法論を成書などから学び、疾患個別情報や最新情報に関しては適宜 web などにアクセスして更新していくことになる。

　web での情報収集に役立つのが、公開されたデータベースである。表 3.1 に、遺伝カウンセリングの情報収集に役立つ代表的な web サイトを示す。疾患情報を主に掲載されているサイトや、バリアント情報が主であるサイトなど、それぞれの web サイトの特徴を押さえておくことが必要である。実際には、web サイト同士はリンクされていることも多い。サイトの内容は随時更新されていくので、少しでも必要を感じたら積極的に閲覧していくのがよいだろう。

遺伝学的情報の整理

　収集した情報は、ファクトシートとしてまとめておく。ファクトシートには記載する内容の例を表 3.2 に示す。この記載内容が、遺伝カウンセリングの際に情報提供する基本的事項となる。遺伝カウンセリング担当者自身が参照するためのものと、一般の方にもわかりやすく記載したクライエント向けの2種類のファクトシートを作成しておくとよい。ファクトシートは、ロールプレイ実習だけでなく、当然臨床にも利用できる。ただし、遺伝学的情報は日進月歩なので、過去に作成したファクトシートでは更新作業が必要となる。なお、臨床で使用するファクトシートを更新する際、古いファイルは上書きせず、"別名で保存"して残しておくとよい。遺伝カウンセリングの現場では、数年経過した後でクライエントが再度来談されることがある。このよう

表 3.2　ファクトシートに記載する内容の例

- 概要
- 症状（自覚的/他覚的所見、合併症）
- 疫学的情報
- 病態（分子機構など）
- 診断、検査法
- 遺伝学的情報
  - 原因遺伝子、責任領域など
  - 遺伝形式、次世代の発症リスク
  - 遺伝型-表現型相関、浸透率
  - 出生前診断、保因者診断、発症前診断などの情報
- 予防法、治療法（actionability*の評価を含む）
- 自然史（予後、日常生活の情報を含む）
- 管理方針（非発症者のサーベイランスを含む）
- 利用しうる社会資源（公的補助の有無、支援団体、患者会・親の会の情報など）

*actionability：対象となる遺伝性疾患への介入が、非発症者における疾患の予防や発症遅延、
臨床的症状の軽減、転帰の改善などに有効である度合い。

な時、古いファクトシートを参照すると、以前に話した内容の修正や、追加情報を提
供に役立てることができる。なお、ファイル名に作成日時をバージョン番号として付
けておくと、検索に便利である。また、クライエントの説明用には、図表などを中心
とした説明資料を作成するとよい。ファクトシートでは多くのデータが一覧できるよ
うになっているが、説明資料では紙面 1 枚あたり 1 つのデータもしくは 1 つのメッ
セージとするのがよい。

遺伝カウンセリングロールプレイの進め方を検討する

　多くの遺伝カウンセリングロールプレイのシナリオでは、遺伝カウンセリングの予
約の段階までの情報としていることが多く、大まかな家系図とクライエントのバック
グランドを明らかにしていることが多い。

　シナリオと遺伝学的情報をもとに、クライエントの直面している遺伝学的な課題を
明確化し、それから派生する心理社会的課題について検討を行う。事実の説明だけで
意思決定に到達することもあるが、遺伝カウンセリングの準備としてはカウンセリン
グモデル（第 1 章参照）で準備しておく方が不測の事態に備えることができる。ま
た、遺伝カウンセリングを行う状況自体も、遺伝カウンセリングの組み立ての検討材
料として重要である。例えば、初回の面接では雰囲気を柔らかくするためのアイスブ

表 3.3	どのように情報を共有するか？

内容：概略にとどめるか、詳細な説明が必要か
質　：難易度調整、使用する言葉・用語の選択
方法：話し言葉・書き言葉・図表の選択、面接技法

基本的態度にも注意を払う
傾聴
共感的理解、中立的な情報提供
クライエントの感情、理解度への配慮

レイクが必須となることや、クライエントが望んでいない情報を知らされた後の遺伝カウンセリングでは心理支援が要求されることが想定されることなど、クライエントの抱える心理社会的状況を踏まえることで適切な遺伝カウンセリングの準備が可能となる。さらに、クライエントのバックグランドに関する情報も、情報提供の仕方を含めて、遺伝カウンセリングの組み立ての考慮材料とする。どのように情報提供するかについては、表 3.3 に示すような事項に注意するとよいだろう。

　情報を整理した後、遺伝カウンセリングのゴールを設定する。情報提供が目的なのか、意思決定支援が目標か、状況を分析して設定していく。また、複数回に及び実施される遺伝カウンセリングもあるが、そのような状況では、長期的なゴールと短期的なゴールの両方を検討することになる。ロールプレイでは、長期に及ぶ遺伝カウンセリングの一部を切り取ることになるが、そのセッションのことだけを考えるのではなく、大きな遺伝カウンセリングの流れを意識して、ゴールを設定すると、実践に向けた学習として理解が深まるだろう。

クライエント役を行うにあたって

　医学部や看護学部などの医療面接の演習では、患者役を模擬患者の方にお願いすることが標準的になっている。この背景には、学生同士であると、馴れ合いや照れから、効果的に学習ができないという面がある[1]。模擬患者になるにも、ある程度のトレーニングが要求される。一方、遺伝カウンセリングのロールプレイ実習においては、クライエント役を学習者ら自身で行うことが多い。これは、遺伝カウンセリングのクライエント役を演じることにも学びがあることに由来する。当然、遺伝カウンセリングロールプレイのクライエント役の設定を学習者が行い、模擬クライエントに実演を依頼してもよい。

　クライエント役としての学びは、クライエントの状況の理解に始まる。遺伝カウンセリングでは、クライエントへの共感的理解が必要である。クライエント役を自身で準備して演じることは、遺伝カウンセリングにおけるクライエントの状況を調べて、気持ちを想像し、疑似体験する作業となり、クライエントへの理解につながっていく。模擬クライエントに依頼して行う遺伝カウンセリングロールプレイでも、クライエント役の設定作業を通して、遺伝性疾患のある人の心理状態や社会的状況について具体的に想像する機会となる。また、クライエント役を演じることで、遺伝カウンセリングにおけるコミュニケーションについて、クライエントの立場からはどう感じるのかを疑似体験することができる。

クライエント役の設定

　クライエント役の設定は、取り扱う疾患/状態についてどの程度知見があるのか、ロールプレイのシナリオでの記載の詳細さ、クライエント役のもつ疾患/状態へのイメージによって、その設定作業の難易度が変わってくる。この設定に、できるだけ現実味をもたせるには工夫が必要である。一般的な状態や多くの知見が得られている疾患に関しては、実体験が無くても、ある程度想像でも対応することができる。しか

表 4.1　**クライエント役の準備**

クライエントは、

何を心配しているのか？
何を聞きたいのだろうか？
何を伝えたいだろうか？
口に出せないことはないだろうか？
気がついてないこと、誤解していることはないか？

性格などの特性はどうか？
家族の関係性はどうか？

クライエントが複数人であれば、それぞれについて考える。

し、稀な疾患や出会ったことのない状態に対して現実味のある設定を行うことはなかなか難しい。このような場合には、シナリオ作成者が詳細な設定を用意しておくことが有効な手段となる。また、対象の疾患や状態にあるクライエントの状況を調べることを学習の目的のひとつとするのであれば、経験談を掲載した書籍や web 情報などを参考にしてもらうのがよい。動画サイトでも、疾患情報は多く発信されており、参照することにより多面的な理解が可能となる。これらの情報検索の対象は、日本国内だけでなく、海外にも目を向けるとよい。なお、当事者からの経験談を取り上げる場合、症例報告と同様に扱うのがよいと思われる。すなわち、あくまでも個人の経験であるため一般論とは言えない部分もあるが、その一方で本人にとっては重要な経験である、ということを念頭におき利用するということである。また、これらの経験談は公開された情報であっても、内容としては個人情報に属するものであり、さらには著作権も存在している。あくまでも参考程度に止め、そのまま利用することは厳に慎むべきである。

　クライエント役を設定する具体的な方法としては、以下のような流れが考えられる（表 4.1）。まず、シナリオを確認し、疾患や対象となる状態の特性をもとに、想定される身体的状況や心理社会的課題について検討する。その上で個人の性格などを加味し、役柄を設定する。さらに、クライエントとして、遺伝カウンセリングで質問したい心配事だけではなく、質問したくてもできないことや、気がついていないこと、誤解していること等も想定しておくと、役に深みが出る。複数のクライエントでの来談を想定したロールプレイの場合では、複数のクライエントの役柄をそれぞれ設定し、ク

ライエント同士の関係性も検討しておき、理解の差や内緒にしていることなどを設定するのもよい。

　クライエント役では、その人になったつもりで、真剣に演じることが大切である。自分とは違う思いや考えをもつクライエント役を設定し、演じてみることは、クライエントの理解に役立つ。クライエント役に慣れていないうちは、素直に自分で演じられる設定で演じれば十分であるが、**役と自分自身を同一視しないよう注意する**。また、お互いが学び合う場なので、遺伝カウンセリング担当者役が学びやすいよう、全く話さない、喋りすぎる、心理的に問題がある、過剰に反抗的、などの役作りは避けるようにする[2]。

参考文献

1. 阿部恵子．模擬患者とは？　In：鈴木富雄，阿部恵子編．よくわかる医療面接と模擬患者．名古屋：名古屋大学出版会，2011：38-44.
2. Veach PM, LeRoy BS, Callana NP. Guidelines for Book Users：Instructors, Supervisors, and Students. In：*Facilitaing the Genetic Counseling Process*. 2nd ed. Springer International Publishing, 2018：1-31.

第 5 章

有効にフィードバックを するには

遺伝カウンセリングロールプレイにおけるフィードバック

フィードバックは、遺伝カウンセリングロールプレイ演習を「ただやっただけ」にしないために、大切な部分である。フィードバックするポイントとしては、**情報提供内容の正確さ**、**面接技法**、そして**姿勢や態度**、などが挙げられる。そして、観察可能な行動のみをフィードバックする対象とし、相手の心情などを勝手に類推することは避ける。また、クライエント役にフィードバックを行う場ではないことも気に留めておく。

フィードバックの際、指導者/ファシリテーターは、参加者の意見を引き出すよう意識して、フィードバックの進行を担当する。フィードバックの最初に、遺伝カウンセリング担当者役からフィードバックを希望する点を明らかにしてもらうと、話題の焦点を絞ることができる。そこで、クライエント役からの視点、観察者側からの視点での意見を聞いていく。その後、遺伝カウンセリング担当者から出なかった内容についても、観察者やクライエント役からフィードバックを続けていく。

フィードバックには、**建設的フィードバック**（positive feedback）と**修正的フィードバック**（corrective feedback）があり[1]、この2つのバランスをとることが必要である。したがって、観察者は、よかった点やもっとよくなる点のどちらかだけを伝えるのではなく、かならず双方を1点ずつ話す、などのルールを定めてもよいだろう。フィードバックは、簡明に、具体的な行為や言動を対象に行う。以下に効果的なフィードバックの方法を示す[1]。

- 可能であれば、受け手が望んだ内容にコメントする。
- 可能な限り、その態度・行為が観察された後、早めに伝える。
- 簡潔であること、不要な詳細や情報を含まない。
- 実際に観察できる行為に着目し、性格・人格には焦点をあてない。例：「あなたは理解しがたく、冷たい」ではなく、「あなたは患者に話しているときに、患者をみ

ていませんでした」

・自分自身の視点から、威嚇しないようにコメントする、倫理的または価値判断は避ける。例：「話しているときによそ見をする人は、どこにもいません」ではなく、「クライエントと話しているときによそ見をされていたので、私には、あなたが関係を断ったような印象を受けました」

・改善できる個人の行動についてのみコメントする。例：患者とよりよく接するためであっても、遺伝カウンセラーは性別を変更することはできない。

・個人のもつ能力と限界に注目する。

・フィードバックを与えた側と受けた側、双方の見解が理解できるように討論する。

・「撤回」するようなコメントは、決して与えない。

　以上の項目を見ると、観察者も、フィードバックを行う際に、コミュニケーション能力が要求されることは明らかである。

フィードバックに有用なアサーション

　フィードバックを行うにあたり、覚えておきたいのが**アサーション**（assertion）である。アサーションとは、「自分の考え、欲求、気持ちなどを率直に、正直に、その場の状況にあった適切な方法で述べること」である。フィードバックの内容は、他者からの視点で自分の行動を見るものであり、学習者にとって新しい気付きにつながる一方、受け入れにくいものがあるのも現実である。学習者がフィードバックを受け入れやすくするために、観察者がアサーティブにコメントを述べることが有用になるのである。ここで、アサーティブにコメントする方法として DESC 法を紹介する。D（describe）は、相手の行動を客観的に述べることで、E（express）は自分の感情を穏やかに表現すること、S（specify）は相手に、具体的な行為で、小さな行動変容を明確に頼むこと、C（choose）では結果を明確にし、脅威を与えず、結果に対する報酬やペナルティについても話しておくことである[2]。例えば、"予後"という医療用語を使用していたことに対するフィードバックであれば、「使っていた専門用語がわかりにくかったと思います」とするのではなく、

「"予後"という言葉を使用されていましたが」（D）

「医療職でない人にはわかりにくいように感じました」（E）

「"あとどれくらい元気でいるか"のような表現にすると」（S）

「話がより伝わりやすくなると思います」（C）

のようにすると問題点も明確になり、相手も受け入れやすくなる。このような表現を普段から心がけることは、遺伝カウンセリングにも役立つだろう。

　フィードバックは、意見を言ったら終わりではなく、そこからさらに議論を深めるように意識して行うことで議論が深まる。また、複数の視点からの意見が出ることが他者理解には必須であるので、ファシリテーターはその点に留意して、全ての参加者から意見を引き出す努力をするのがよい。

　よいフィードバックは、遺伝カウンセリング担当者だけでなく、観察者そして参加者全体の成長につながるので、是非とも積極的かつ丁寧にフィードバックに参加して欲しい。

参考文献

1.　Veach PM, LeRoy BS, Callana NP. Guidelines for Book Users：Instructors, Supervisors, and Students. In：*Facilitaing the Genetic Counseling Process*. 2nd ed. Springer International Publishing, 2018：1-31.
2.　土沼雅子．カウンセリングに有効なコミュニケーションの取り方．In：平木紀子，沢崎達夫，土沼雅子編著．カウンセラーのためのアサーション．東京：金子書房，2002：38-52.

第 **2** 部

実践編

基礎が身についたらロールプレイの**実践**です。ここでは、遺伝カウンセリングで身につけたい目標をもとに、11 のロールプレイシナリオを用意しています。内容はグループ学習用ですが、遺伝カウンセリングの下調べや役作りの練習に利用してもよいでしょう。

シナリオの使い方

　本シナリオ集は、各2場面からなる11事例のシナリオからなっており、比較的対応しやすい内容から難しい内容の順に並んでいる。

　対象となる疾患や状態の選定にあたっては、2019年2月に臨床遺伝専門医制度の認定研修施設90施設、および認定大学院遺伝カウンセラー養成課程15施設を対象として行った研究結果をもとにしている（お茶の水女子大学　人文社会科学研究倫理審査委員会承認）。15施設が研究に参加し、過去3年間に卒前もしくは卒後教育目的で使用した遺伝カウンセリングロールプレイ事例を提出していただいた。収集したのは60事例で、取り上げられた疾患・状況を表6.1に示す。この情報を参考にして、遺伝形式、一般頻度、対応する診療科目、説明や対応の難易度から検討して、今回シナリオ集に含める11の疾患・状況を選定した。また、各疾患の遺伝カウンセリングを実施するために必要な能力を検討し、ロールプレイ演習における目標を、到達度にあわせて設定した。各シナリオに初級、中級、上級の3つを到達目標を記載している。この到達目標を表6.2にまとめた。演習で行うシナリオの選定にあたっては、この表6.2を参考にしていただきたい。なお、この到達目標はルーブリックという評価表の構造を利用して作成した。ルーブリックは、統一的な評価を行うために、「課題」「評価観点」「評価基準」「評価尺度」の要素からなる評価表であり、具体的な観察項目をもとに、到達度を測ることができる。ここでいう「課題」は遺伝カウンセリングロールプレイを習得することであり、「評価観点」は各事例、「評価尺度」は初級、中級、上級のカテゴリーであり、「評価尺度」は、各セルに記載された評価項目となる。

　本シナリオ集では、1つのシナリオについて、場面1と場面2の2つの場面を設定している。さらに、遺伝カウンセリング担当者役とクライエント役、2つのセクションを設け、両者で記載している情報に差をもたせている。シナリオの2つの場面は、同じ遺伝カウンセリングセッションの続きの場合もあれば、比較的時間を空けたセッションの場合もある。場面2が、場面1の中で選択しうる1つの結論を前提としているシナリオがあるが、場面1のロールプレイを行う場合には、場面2の設定になるよ

表6.1　ロールプレイの事例として取り上げられていた疾患・状態（15施設から回答）

扱っていた施設数	事例
10施設	遺伝性乳癌卵巣癌症候群（HBOC）
8施設	Duchenne型筋ジストロフィー
6施設	Down症候群
4施設	Marfan症候群、Huntington病、習慣流産・不育症
3施設	高年妊娠、筋強直性ジストロフィー
2施設	口唇口蓋裂
1施設	家族性大腸ポリポーシス、Lynch症候群、がんのクリニカルシークエンス、血友病A、血友病B、脆弱X症候群、Turner症候群、副腎白質ジストロフィー、Fabry病、Hunter症候群、フェニルケトン尿症、高トリグリセリド血症、古典型Ehlers-Danlos症候群、血管型Ehlers-Danlos症候群、MELAS、軟骨無形成症

うに演じる必要は無い。しかし、場面2を行う際には、場面1の状況を前提においてロールプレイを行って欲しい。

事前検討で行うこと

　ここからは、シナリオを利用した学習の進め方を記載する。

　ロールプレイを始める前に、グループの状況を確認する。初めて会う人達が集まるような場合では、自己紹介から始める。既に知り合いとなっている者同士で行う場合には、自己紹介は不要になるが、馴れ合いが生じないように気をつける必要がある。グループワークであるロールプレイ演習では、共に学ぶグループとしての意識をもつためにアイスブレイクが大切になる。アイスブレイクでは、なぜ遺伝カウンセリングを学んでいるかといったことや、今回のロールプレイ演習を行うにあたって達成したい目標を発表するなど、日常モードから、ロールプレイで学習するモードに切り替え、演習へのモチベーションを上げるような仕掛けを組むとよい。アイスブレイクの後、ロールプレイ演習を開始することになるが、初学者では、ロールプレイに先だって、事前に準備したことを共有し、情報に誤りは無いか、どのように遺伝カウンセリングを組み立てていくかなどについて、ファシリテーターを交えて相談しておくと円

表6.2　**各事例の段階別到達目標および面接態度・説明方法についての目標（ルーブリック評価表）**

シナリオ	初級	中級	上級
1.　Down症候群	Down症候群に関する医学的事項と社会的事項について説明できる	次子がDown症候群である可能性について説明できる	次子に関する心配を確認し、クライエントの状況に応じた対応ができる
2.　高年妊娠	出生前診断について説明できる	出生前診断を希望するクライエントの背景を理解した対応ができる	クライエントの予期していなかった情報に対して、心情に配慮し伝達できる
3.　フェニルケトン尿症（PKU）	常染色体劣性遺伝疾患における、子どもが罹患する確率について説明できる	子どもへの罹患を心配するカップルの支援ができる	常染色体劣性遺伝疾患の保因者診断の意義と限界について説明できる
4.　Duchenne型筋ジストロフィー	保因者である可能性について説明ができる（*de novo*、性腺モザイク）	保因者診断と出生前診断の関係について、心理社会的事項に配慮して説明できる	小児を対象とした保因者診断のもつ倫理的課題について理解し、それを前提に支持的な対応ができる
5.　Marfan症候群	Marfan症候群の概要について説明ができる	*de novo*を考慮した常染色体優性遺伝疾患の説明ができる	成人発症疾患を対象とした出生前診断の希望について対応できる
6.　遺伝性乳癌卵巣癌症候群（HBOC）	遺伝性腫瘍のサーベイランスやリスク低減手術について説明できる	家族における発症前診断の意義を説明できる	家族関係に配慮して血縁者の情報共有を提案できる
7.　Huntington病	発症前診断を希望するクライエントのリスク認識を確認できる	Huntington病の遺伝学的特徴（リピート、表現促進現象）を踏まえたわかりやすい説明ができる	クライエントの予期していなかった情報を、心情に配慮し伝達できる
8.　習慣流産（染色体均衡型相互転座）	均衡型転座と習慣流産の関係について説明できる	着床前診断（PGT-SR）の意義と限界について説明できる	夫婦間のバランスに配慮した面接の組み立てができる
9.　がんのクリニカルシークエンス	クライエントの体調や心理状態に配慮した対応ができる	生殖細胞系列所見（二次的所見）を共有する意義と課題について説明できる	家族間のバランスに配慮した意思決定支援ができる

（つづく）

10. ミトコンドリア病（MELAS）	ミトコンドリア病とその遺伝について説明ができる（遺伝的異質性）	ヘテロプラスミーで生じるミトコンドリア病の再発リスクについて説明できる	小児に対する遺伝学的検査に関する情報提供と意思決定支援ができる
11. 統合失調症	罹患者に対して、advocateとして対応できる	多因子疾患の再発リスクについて説明ができる	多因子疾患の遺伝学的検査の困難さについて説明ができる

面接態度・説明方法についての目標	初級	中級
面接態度	クライエントにあわせて、和やかな雰囲気を作ることができている	クライエントの表情・言葉や沈黙に共感的な対応ができている
説明方法	平易な言葉を用いて説明ができる	言葉だけで無く、図解などを利用できる

滑なロールプレイにつながる。

　シナリオでは、クライエントの名前はアルファベット 1 文字の匿名になっているが、実際に演じる場合には、クライエント役はもちろんであるが、その場にはいないが主要な人物の名前も決めておき、ロールプレイを行うようにする。名付けにあたっては、別人格とするために、クライエント役を担当する人自身とは違う名前をつけることが望ましい。なお、家系図は、クライエント役のシナリオに掲載しており、原則として場面 1 の家系図になっている。発端者と来談者を分けるために、患者が来談したシナリオの家系図には、患者は来談者マークのみをつけ、発端者（proband）のマークは付けていない。

　本シナリオ集では、遺伝カウンセリングの実践に必要な、遺伝学的事項や心理社会的課題に関する情報を記載していない。これは、遺伝カウンセリングに必要な情報を自身で収集することもロールプレイ演習の一環と考えているからである。

　以下に遺伝カウンセリング担当者役とクライエント役の準備について記す。なお、観察者も、遺伝カウンセリング担当者役と同様の事前検討をしておくと、どのような意図で遺伝カウンセリングを行っているのか理解できるため、参加前に学習しておくことを推奨する。

遺伝カウンセリング担当者役の準備

　遺伝カウンセリング担当者役シナリオには、遺伝カウンセリングに必要な最小限の
クライエント役の情報とロールプレイの目標、遺伝カウンセリングを行うにあたって
のヒントを記載している。この遺伝カウンセリングのヒントでは、遺伝カウンセリン
グ担当者役を行うための情報の整理や、遺伝カウンセリングの準備に必要な事項を記
載している。検査や治療の開発、保険適用の拡大などによって、遺伝カウンセリング
を行うために必要な情報は、常に更新されていくため、できるだけ最新の情報にあた
りながら、ロールプレイ演習の準備を行うのがよい。また、遺伝カウンセリングの情
報提供の側面だけではなく、クライエントの抱える心理社会的課題についてアセスメ
ントを行い、対応策を検討する。

　遺伝カウンセリング担当者役が行うもう 1 つの準備として、自身の現在の達成度に
あわせた到達目標の設定がある。本章で示した到達目標は、比較的幅の広い捉え方が
できるように作成している。例えば「説明できる」という項目であっても、「情報を
伝えられる」「専門用語をなるべく使用しないで説明できる」「図表を作成し、その図
表を用いて説明できる」など、いくつかの段階が考えられる。事例の到達目標には、
必ずロールプレイを実施する前に目を通し、何を目標としてロールプレイを行うのか
を学習者自身で事前に明確化しておくことで、学習が効率化するだろう。

クライエント役の準備

　クライエント役シナリオは、遺伝カウンセリング担当者役シナリオにクライエント
だけが知っている情報を追加したシナリオとなっている。さらに、2 つの場面それぞ
れに、クライエント役の設定例を 2 つ記載しており、設定例を使う場合では、2 つの
うちどちらかを選択して使用していただきたい。また、ロールプレイに慣れてきた
ら、web サイトでの情報や遺伝カウンセリングのヒントなどを参考にして、設定を追
加してもよい。学習者自身でオリジナルの設定を検討するのも勉強になるが、非現実
的なクライエントにならないよう気をつける必要がある。また、設定変更の中で、家
族を追加する場合、遺伝学的なリスク評価が変わる可能性もあるので、遺伝カウンセ
リング担当者役が初学者の場合では、そのままの家族構成で演じることを推奨する。

ロールプレイの実践にあたって

　本シナリオのロールプレイは、1 場面 10〜15 分で行うことを目安としている。
フィードバックの時間はロールプレイと同じくらいの時間を取ってもよいだろう。実

際の遺伝カウンセリングでは、10〜15分でセッションを終了することはできないので、学習者の到達度や希望にあわせて、面談がある程度進んだ状態からロールプレイを開始してもよい。このような面談の途中から開始するロールプレイでは、遺伝カウンセリング担当者役とクライエント役で、どのように面接が進んだか、両者の関係性はどうか、（クライエントの理解度は別問題として）情報はどの程度伝えているかを打ち合わせて、それを観察者にも伝えてから始める。

　また、図表などの資料を用意してロールプレイを行う場合には、観察者からは何をしているか見えないため、あらかじめ資料のコピーを準備して観察者にも配布しておく。観察者から遺伝カウンセリング担当者の手元が見えにくい状況であれば、書画カメラ等で手元を撮影し、どのように資料を使用しているかを、観察者から見えるようにするとよい。

　ロールプレイ中に使用するシナリオは、原則として、遺伝カウンセリング担当者役と観察者は、遺伝カウンセリング担当者役のシナリオを、クライエント役はクライエント役のシナリオとする。ロールプレイの指導者/ファシリテーターは、両方のシナリオを見ながら指導に当たるとよい。遺伝カウンセリング担当者役が家系図を使用する場合には、（クライエント役のシナリオは見ずに）自身のシナリオから基本の家系図を作成し、ロールプレイを通して完成させて欲しい。また、観察者は、フィードバックのためのメモを取り、さらにロールプレイ演習をまとめるための書記を担当する。

オンラインでの利用について

　本シナリオ集は、対面で行うことを前提に作成している。オンラインで行う場合には、人数などの設定を適宜変更して使用していただきたい。また、使用するプラットフォームにあわせて、画面表示や音声の設定について打ち合わせをしておく。具体的には、ロールプレイの実演の際には、遺伝カウンセリング担当者とクライエント役のみがカメラ ON として、他の参加者はカメラ OFF、マイクミュートの状態にし、フィードバックでは全員が顔を出す、といったことを取り決めておく。オンラインの遺伝カウンセリング研修では、家系図作成や非言語的コミュニケーションの評価が困難であり、機器設定にも注意が必要である[1]。また、遠隔遺伝カウンセリングでは、心理社会的カウンセリングが限定されることも問題点として考えられている[2]。しかし、遠隔地からの移動コストが不要となることや、柔軟な対応が可能になること[3]、

そしてソーシャルディスタンスを保てることなど利点も多い。オンラインでの遺伝カウンセリングは、欧米では一般的であり、今後、本邦でも必要とされると推察され、オンラインロールプレイ研修についても開発を進めていくことが必要であろう。

参考文献

1. 山本佳世乃, 井本逸勢, 三宅秀彦, 小杉眞司, 福島明宗. 日本における遺伝医療関係者を対象とした遠隔遺伝カウンセリングの実技研修（ロールプレイ）評価. 日本遺伝カウンセリング学会誌 2021；41：249-256.
2. Zierhut HA, MacFarlane IM, Ahmed Z, Davies J. Genetic Counselors' Experiences and Interest in Telegenetics and Remote Counseling. *J Genet Counsel*, 2018；27：329-338.
3. Otten E, Birnie E, Ranchor AV, van Langen IM. Online genetic counseling from the providers' perspective：counselors' evaluations and a time and cost analysis. *Eur J Human Genet*, 2016；24：1255-1261.

シナリオ

1 ▶▶▶ Down症候群

遺伝カウンセリング担当者役シナリオ

　クライエントは、Aさん（34歳女性）と夫のBさん（35歳）。AさんとBさんは、4年前に結婚し、2回の流産の後、今回の妊娠が成立しました。妊娠経過中に胎児の異常は特に指摘されていませんでしたが、分娩経過中に分娩停止となり、帝王切開で長女を出産しました。出生時から呼吸状態が安定せず、心雑音を認め、さらに筋緊張低下、顔貌や手掌紋などからDown症候群が疑われたため、児はNICUでの管理となりました。その後、児の状態は安定し、生後1日目に、Down症候群の疑いがあることを夫婦揃って聞き、児の染色体検査が実施されました。母親は術後8日目に退院し、検査の3週間後、退院した母親と父親に対して、NICUの医師より標準型のDown症候群であることが告知されました。夫婦はその後、その後遺伝カウンセリングを希望され、対応することとなりました。

場面1

　夫婦から、Down症候群とはどのような病気で、娘はどうなるのか知りたいと話がありました。

場面2

　場面1の4年後です。長女は幼稚園に通っています。夫婦は、次の子どもを考えたいが、どうしたらよいか、と遺伝カウンセリングに来談されました。

ロールプレイの目標 自分にあわせた到達目標を設定しよう

- 初級 Down症候群に関する医学的事項と社会的事項について説明できる。
- 中級 次子がDown症候群である可能性について説明できる。
- 上級 次子に関する心配を確認し、クライエントの状況に応じた対応ができる。

遺伝カウンセリングのヒント　ロールプレイをする上での注意点

場面 1

- 先天異常の告知を受けた直後では、児の疾患を受容できていない可能性もあるので、一方的な情報提供ではなく、相手の受け入れ状況にあわせて、適切なタイミングで、適切な内容について話せるよう配慮する。

- 障害受容に関して、Drotar の段階説では、ショック→否認→悲しみと怒り→適応→再起への、混乱から受容に向けた方向に進むとされる。中田[1]は、親には障害を肯定する気持ちと障害を否定する気持ちの両方の感情が常に存在し、表面的には落胆と適応の時期を繰り返すように見えるが、このすべてが適応の過程であるとする「らせんモデル」を提唱している。クライエントの感情の状況について配慮することが必要である。

- 小児期の情報に限らず、成人期の情報も含めて収集し、情報提供できるように準備する。

- 医学的な情報は、網羅的に伝える必要があるが、膨大な情報を一気に提示しても理解しきれない可能性が高い。相手の理解やニーズに応じて、段階的に提示してもよい。

- 医学的情報を提供するにあたり、Down 症候群においては、表現度に幅があることに注意し、曖昧さが存在することを念頭に置く。

- 生活に関する情報提供も大切であり、このような情報は、患者団体などが発信している。また、Down 症候群のある人達の家族によるピアカウンセリングも行われている。

場面 2

- 初回面談から時間が経過しているため、両親の児への愛着、疾患受容の確認について意識する。

- 本事例は、出生前診断の適応と考えられるが、クライエントが来談した真意を、なるべく心理社会的な部分を含めて確認するよう意識する。

- 次子再発率は、Down 症候群の核型によって異なる。

- 今回は 30 歳以上の母親から出生した標準型 Down 症候群なので、年齢相当の再発率もしくはその 2 倍程度と考えられる[2]。

シナリオ

1 ▸▸▸ Down症候群

クライエント役シナリオ

　クライエントは、Aさん（34歳女性）と夫のBさん（35歳）。AさんとBさんは、4年前に結婚し、2回の流産の後、今回の妊娠が成立しました。妊娠経過中に胎児の異常は特に指摘されていませんでしたが、お産がなかなか進まず、帝王切開で長女を出産しました。長女は出生直後から呼吸状態が悪く、NICUに入院となりました。入院時、まず、夫だけに何らかの疾患が背景にありそうだと伝えられました。児の状態は入院後安定し、生後1日目の夕方に、初めて落ち着いて児に会うことができました。その時に、Down症候群の疑いがあることを夫婦揃って聞き、児の染色体検査が実施されました。母親は術後8日目に退院し、検査の3週間後、退院した母親と父親に対して、NICUの医師より標準型のDown症候群であることが告知されました。夫婦はその後、その後遺伝カウンセリングを希望しました。

　Aさん、Bさんは、何となくDown症候群ではあるだろうと思っていましたが、「確定」と言われると、やはりショックでした。しかし、やっと授かった我が子に愛着を感じてはじめているのも本当です。子どもの退院の時期も近づき、どのように初めての子育てをすればよいのか、期待と不安が混ざった思いです。

　AさんとBさんは、ふたりとも一人っ子です。

家系図

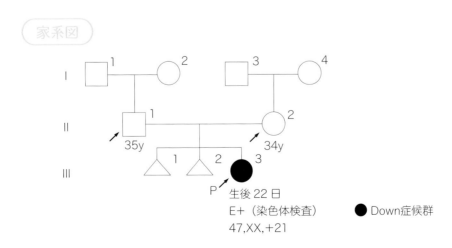

生後22日
E+（染色体検査）　　●Down症候群
47,XX,+21

場面1

　夫婦から、Down 症候群とはどのような病気で、娘はどうなるのか知りたいと話がありました。

設定例 1.1

- 夫はネットでDown症候群のことを調べていますが、情報が多く整理がつきません。
- 妻は産後2か月での職場復帰を予定していましたが、子育てと仕事を考えるとどうしてよいのかわからなくなります。

設定例 1.2

- 夫婦は、離れて暮らしている夫の両親（児の祖父母）に、Down症候群のことを話せていません。どのように話せばよいのか悩んでいます。
- 妻は、自分のせいで児がDown症候群になったのではないかと心配しています。

場面2

　場面1の4年後です。長女は幼稚園に通っています。夫婦は、次の子どもを考えたいが、どうしたらよいか、と遺伝カウンセリングに来談されました。

設定例 2.1

- 長女は3歳くらいまで感染症にかかりやすく、心臓の病気もあったので、次の子は、できれば健康な子であって欲しいと考えています。
- 前回の妊娠で出生前診断を受けなかったのはなぜだろう、と考えるときもあります。

設定例 2.2

- 長女は明るい性格で、夫婦も祖父母も大変かわいがっています。
- ママ友から出生前診断を勧められ、検査は必要かどうか考えてしまいました。

クライエント役の演技のポイント

「Down症候群」ではなく、「ダウン症」という言葉を使ってください。

場面1では、やっと授かった子に、疾患があると知らされた状況です。妊娠中に抱いていた子どもへの期待や心配なども想像して演技してください。

場面2では、まず、子どもに名前をつけてあげてください。その上で、4年間の生活の中で起きた生活での出来事を想像して、演技してください。

シナリオ

2 ▶▶▶ # 高年妊娠

遺伝カウンセリング担当者役シナリオ

クライエントはCさん（35歳女性）と夫のDさん（32歳）。CさんとDさんは結婚して5年目です。1年前から近くの不妊専門クリニックで、不妊治療を受けていました。

3回目の体外受精（凍結卵）で妊娠が成立し、妊娠12週に現在の総合病院へと妊娠管理目的で紹介になりました。妊娠経過は順調ですが、「高齢妊娠なので出生前診断を受けたい」と申し出がありました。出生前診断についての説明の後、「検査を受けるかどうか、もう少し考えたい」との希望があり、遺伝カウンセリングを受けることになりました。

場面1

検査についてもう少し話を聞かせて欲しいと来談されました。

場面2

Cさんは、遺伝カウンセリングを受けた後、羊水検査を受けました。

妊娠19週に結果の説明があり、検査結果は［47,XX,＋21］であり、胎児はDown症候群であると担当医から告げられました。もう一度、遺伝カウンセリングを受けたいと、遺伝子診療部へ来談されました。

ロールプレイの目標 自分にあわせた到達目標を設定しよう

- **初級** 出生前診断について説明できる。
- **中級** 出生前診断を希望するクライエントの背景を理解した対応ができる。
- **上級** クライエントの予期していなかった情報に対して、心情に配慮し伝達できる。

(遺伝カウンセリングのヒント)　ロールプレイをする上での注意点

◉ 高年妊娠では、Down症候群などの染色体不分離による染色体数的異常の頻度が増加し、出生前診断の適応とされる。なお、X染色体モノソミーであるTurner症候群の発生は、母体年齢は相関しない。

場面 1

◉ まず、夫婦それぞれの出生前遺伝学的検査に対する意向について確認することが大切である。あわせて 1 年間の不妊治療からの妊娠ということへも配慮が必要であろう。

◉ 検査の説明を希望されているので、情報提供をゴールとする組み立てもあるが、夫婦の状況によっては、妊娠における意思決定に影響する心理社会的課題が存在する可能性もある。このような場合には、今回の検査がどのような意味をもつかを検討してもらう予期的ガイダンスを用いた組み立ても考慮されるので、準備をしておくとよい。

場面 2

◉ 状況として、胎児がDown症候群であることが確定診断された状況である。

◉ 出生前診断の結果を受けて、どのような判断をするかは夫婦が選択すべきことである。遺伝カウンセリング担当者は、どのような選択でも支持し、支援を行うことが求められる。

◉ 夫の意見も尊重されるべきであるが、妊娠・出産に関する意思決定では、妊婦の意向がより優先されると考える。

◉ 遺伝カウンセリング担当者自身のバックグランドによっては、周産期医療に関する情報提供が難しい場合がある。このような場合には、周産期医療の専門家と連携が必須である。

シナリオ

2 ▶▶▶ # 高年妊娠

クライエント役シナリオ

　クライエントはCさん（35歳女性）と夫のDさん（32歳）。CさんとDさんは結婚して5年目です。1年前から近くの不妊専門クリニックで、不妊治療を受けていました。

　3回目の体外受精（凍結卵）で妊娠が成立し、妊娠12週に現在の総合病院へと妊娠管理目的で紹介になりました。妊娠経過は順調ですが、「高齢妊娠なので出生前診断を受けたい」と考えるようになりました。出生前診断についての説明の後、「検査を受けるかどうか、もう少し考えたい」と話したところ、遺伝カウンセリングを紹介されました。

　ふたりは5年前に結婚しました。結婚当初は夫婦とも仕事中心に生活をしており、子どもを授からないことをあまり気にしていませんでしたが、"高齢妊娠"になることから早く子どもが欲しくなり、不妊外来に通い始めました。原因不明の不妊と言われています。

　Cさんの妹夫婦に子どもが生まれてから、親からの自分たちへのプレッシャーはなくなりましたが、逆に妊娠を焦る気持ちが強くなったような気もします。

　Cさんは、妊娠が成立して一安心したのですが、仕事のことを考えると健康な子どもでなければ、今後の仕事のキャリアに影響するような気がしています。

家系図

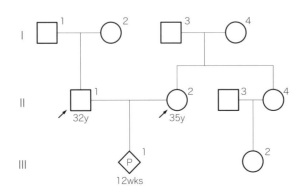

場面 1

検査についてもう少し話を聞かせて欲しいと来談されました。

設定例 1.1

- 医師からの説明は難しくてわかりにくかったと思っています。
- 医師は「あなたが決めることです」と言うのだが、自分では決められないので、どうしたらいいか教えて欲しいと考えています。

設定例 1.2

- 検査の話はインターネットで読んでわかっています。
- 子どもには何も問題ないという確証を得て、安心したいと考えています。

場面 2

Cさんは、遺伝カウンセリングを受けた後、羊水検査を受けました。

妊娠19週に結果の説明があり、検査結果は［47,XX,＋21］であり、胎児はDown症候群であると担当医から告げられました。もう一度、遺伝カウンセリングを受けたいと、遺伝子診療部へ来談されました。

設定例 2.1

- 子どものこと、仕事のこと、全てが混乱して決められません。とにかく話を聞いてもらいたい、今はそれだけです。

設定例 2.2

- 子どもに病気があるなら中絶をするつもりだったが、妊婦健診で超音波をみているうちに、病気でも産みたいという気持ちにも傾いています。

クライエント役の演技のポイント

クライエントのもつ「迷い」や「決心」の度合いを検討して、役に入ってください。夫役は、必ずしも妻の意見と同じでなくても結構です。

本テーマは「高年妊娠」ですが、クライエントの語りでは、あえて「高齢妊娠」としています。他の言葉も含めて、なるべく専門用語を使用しないよう意識してください。

シナリオ

3 ▶▶▶ フェニルケトン尿症

遺伝カウンセリング担当者役シナリオ

　クライエントは E さん（27 歳女性）と夫の F さん（30 歳）。E さんの弟、G さん（24 歳）は、子どもの頃にフェニルケトン尿症と診断されましたが、食事療法を続けて健康に暮らしています。

　E さんと F さんは、半年前に結婚しましたが、F さんのご両親から、子どもが G さんと同じ病気となる可能性はあるのかと、ふたりに質問がありました。ふたりは上手く答えることができず、遺伝カウンセリングで相談することにしました。なお、E さんの父と母の健康に問題はありません。F さんには、姉が 1 人おり、姉の子どもは健康です。

場面 1

　ふたりの子どもがフェニルケトン尿症に罹患する可能性はどれくらいなのか、質問がありました。

場面 2

　場面 1 の説明の後、出生前診断と保因者診断について質問がありました。

ロールプレイの目標 　自分にあわせた到達目標を設定しよう

● **初級** 常染色体劣性遺伝疾患における、子どもが罹患する確率について説明できる。
● **中級** 子どもへの罹患を心配するカップルの支援ができる。
● **上級** 常染色体劣性遺伝疾患の保因者診断の意義と限界について説明できる。

遺伝カウンセリングのヒント　ロールプレイをする上での注意点

● フェニルアラニン水酸化酵素（PAH）の機能障害により、フェニルアラニンの代謝が障害された状態である。PAHの異常以外に、補酵素のテトラヒドロビオプテリン（BH4）の異常によっても発症する。

● PAH欠損症の治療は、フェニルアラニン除去を主体とした食事療法となる。食事は生活の基本となるため、情報提供において重要である。また、病型によっては薬物療法も検討される。

場面 1

● 常染色体劣性遺伝疾患であり、それと関連する家族歴の聴取が重要である。

● 保因者である可能性の推計においては、カップルそれぞれについて、Bayes定理を用いて検討する。

● 子どもが常染色体劣性遺伝疾患をもつ場合、両親が保因者であると推定する（*de novo* である可能性は稀ではあるが否定できない）。両親が保因者である場合、1/2 の確率で子は保因者になるが、子が健康であれば、その前提条件が付いた確率となる。

● 家系内に患者がいない場合は、Hardy-Weinberg平衡をもって推計する。メジャーアレルの頻度をp、病的バリアントの頻度をqとした場合（$p+q=1$, *i.e.* $p^2+2pq+q^2=1$）、罹患者、すなわち病的バリアントのホモ接合体の頻度はq^2となり、メジャーアレルと病的バリアントのホモ接合体の頻度は$2pq$となる。本邦におけるフェニルケトン尿症の発生頻度は約 7 万人に 1 人（難病情報センター）なので、これをもとに推計が可能である。

● 「確率を聞きたい」という質問に、単純に数字を提示して率直に答えることも大切であるが、確率を聞きたいと考えた動機についても検討が必要である。

場面 2

● フェニルケトン尿症の患者の遺伝学的検査は保険適用となっているが、保因者診断に関しては、保険適用はない。

● 治療法の確立した疾患の出生前診断は、一般的に実施されていない。

● 一般に行われていない検査について、「できない」「やっていない」ということをただ伝えるだけでよいだろうか、伝え方に工夫が必要となる。

シナリオ

3 ▶▶▶ フェニルケトン尿症

クライエント役シナリオ

　クライエントはＥさん（27歳女性）と夫のＦさん（30歳）。Ｅさんの弟、Ｇさん（24歳）は、子どもの頃にフェニルケトン尿症と診断されましたが、食事療法を続けて健康に暮らしています。

　ＥさんとＦさんは、半年前に結婚しましたが、Ｅさんのご両親から、子どもがＧさんと同じ病気となる可能性はあるのかと、ふたりに質問がありました。ふたりは上手く答えることができず、遺伝カウンセリングで相談することにしました。なお、Ｅさんの父と母の健康に問題はありませんが、ふたりはいとこ婚です。Ｆさんには、姉（32歳）が1人おり、姉の子ども（男児5歳）は健康です。

家系図

I-3とI-4はいとこ婚

■ PKU:フェニルケトン尿症

場面1

　ふたりの子どもがフェニルケトン尿症に罹患する可能性はどれくらいなのか、質問がありました。

設定例1.1

- もともと、Fさんの両親に言われるまで、夫婦はあまり心配していませんでした。しかし、血族婚が影響すると書いてあるネット記事を見つけ、自分たちの子どもに影響がないか心配になってきました。

設定例1.2

- ネットで数万人に1人と読んで、ほとんどならないのではないかと考えています。両親のいとこ婚のことは気にしていません。

場面2

場面1の説明の後、出生前診断と保因者診断について質問がありました。

設定例2.1

- Eさんは、これまでの弟の食生活や通院の状況を見ており、なるべく同じ病気でなければいいな、と考えています。出生前診断に関しては、わかればよい、という程度で考えています。

設定例2.2

- 夫婦は弟と仲がよく、出生前診断などはなるべく受けたくありません。しかし、Fさんの両親から検査を促すような無言の圧力を感じています。

クライエント役の演技のポイント

場面1では、両親がいとこ婚であることは、聞かれるまで開示しないでください。

場面2は、**場面1**と独立した場面として演じてもかまいません。

シナリオ 4 ▶▶▶ Duchenne型筋ジストロフィー

遺伝カウンセリング担当者役シナリオ

クライエントは、Hさん（29歳女性）と、夫のIさん（34歳）。HさんとIさんの間には、娘のJちゃん（3歳）がおり、3人とも特にこれまで大きな病気はしていません。

Hさんは2人姉妹で、姉（32歳）の1人息子のKちゃん（4歳）が、最近Duchenne型筋ジストロフィー（DMD）と診断されました。なお、Hさんの父（58歳）と母（58歳）も健康です。Hさんの母は3人姉妹の次女であり、甥のKちゃん以外に神経の病気をもつ人はいません。

HさんとIさんは、2人目の子どもを考えていましたが、DMDが遺伝性疾患と聞き、自分たちの次の子にも発症するのか心配となりました。ネットでいろいろと調べ、生まれる前に病気であるかどうかを検査ができると知り、遺伝子医療部門に来談されました。

場面1

HさんとIさんはふたりで来談されました。出生前診断や着床前診断は可能なのか、相談したいとのことです。

場面2

出生前診断や着床前診断の説明を受けた後、保因者診断についても話を聞きたい、とふたりから希望がありました。

ロールプレイの目標　自分にあわせた到達目標を設定しよう

● 初級 保因者である可能性について説明ができる（*de novo*、性腺モザイク）。

● 中級 保因者診断と出生前診断の関係について、心理社会的事項に配慮して説明できる。

- **上級** 小児を対象とした保因者診断のもつ倫理的課題について理解し、それを前提に支持的な対応ができる。

（ 遺伝カウンセリングのヒント ）　ロールプレイをする上での注意点

- X連鎖劣性遺伝疾患の場合、*de novo*の事例を除き、母親が病的バリアントを保有しているため、全体を通して、夫婦間のバランスに配慮が必要である。
- 家族歴のないX連鎖劣性遺伝疾患の場合、Bayes定理にもとづくと、患者の母親が保因者である確率は 2/3 である。もし、非発症の男性が血縁にあると、その確率は低下する（家族歴によっては、保因者である可能性がほぼ 100% と推定され、確定保因者と呼ばれる）。
- DMDのある児（患者）の母において、血液検体による遺伝学的検査で保因者と確認されなくても、性腺モザイクの可能性は否定できない。
- DMDは対処療法が中心であったが、2020 年に、エクソン 53 スキッピングにより治療可能なジストロフィン遺伝子の欠失をもつ患者に対しては、ビルトラルセン療法が保険適用になった。

場面 1

- DMDを対象とした、出生前診断や着床前診断（PGT-M）は実際に行われているが、その検査の実施には発端者のバリアント情報が原則的に必要である。
- 母親が病的バリアントの保因者であることが確認されていることも、出生前診断やPGT-Mの実施において必要な情報である。

場面 2

- 保因者診断を目的とした遺伝学的検査は、無症状者を対象とした場合では、保険適用外である。
- 病的バリアントを保有する女性では、50% 程度でDMD遺伝子関連拡張型心筋症を来すことが知られている。また、女性患者も少なからず存在する。
- 病的バリアントを保有する女性では、筋力低下などの症状もある。
- 病的バリアントを保有する女性では、血中クレアチンキナーゼ（CK）値が上昇することがあるが、CK値測定のみで保因者診断を行うことは適当ではない。

シナリオ

4 ▶▶▶

Duchenne型
筋ジストロフィー

クライエント役シナリオ

　クライエントは、Hさん（29歳女性）と、夫のIさん（34歳）。HさんとIさんの間には、娘のJちゃん（3歳）がおり、3人とも特にこれまで大きな病気はしていません。

　Hさんは2人姉妹で、姉（32歳）の1人息子のKちゃん（4歳）が、最近Duchenne型筋ジストロフィー（DMD）と診断されました。なお、Hさんの父（58歳）と母（58歳）も健康です。Hさんの母は3人姉妹の次女であり、甥のKちゃん以外に神経の病気をもつ人はいません。

　HさんとIさんは、2人目の子どもを考えていましたが、DMDが遺伝性疾患と聞き、自分たちの次の子にも発症するのか心配となりました。ネットでいろいろと調べ、生まれる前に病気であるかどうかを検査ができると知り、遺伝子医療部門に来談されました。

　Hさんと姉とは何でも話せる間柄です。姉はKちゃんの診断がついた後、とても落ち込んでおり、Hさんとしては、どう接してよいか悩んでいます。

家系図

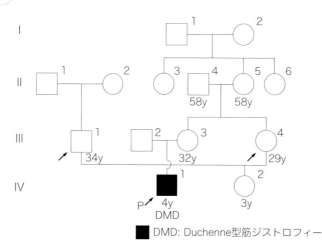

■ DMD: Duchenne型筋ジストロフィー

場面 1

　Hさんとさんは2人で来談されました。出生前診断や着床前診断は可能なのか、相談したいとのことです。

設定例 1.1

- 夫婦は揃って検査を受けたいと考えています。しかし、ネットで調べたことは、何だか難しく、よくわからないでいます。

設定例 1.2

- さんは検査に前向きです。Hさんは、出生前診断はできるだけ受けたくないのですが、着床前診断であれば受けてもよいかもしれないと考えました。しかし、Hさんは、仕事が忙しく、体外受精は難しいかもと考えています。

場面 2

　出生前診断や着床前診断の説明を受けた後、保因者診断についても話を聞きたい、とふたりから希望がありました。

設定例 2.1

- Hさんは、着床前診断を受けるために保因者診断を受けたいと考えました。保因者であった場合には、着床前診断を受けるつもりです。

設定例 2.2

- 保因者診断を受けて、保因者であれば今後の妊娠を諦めようと思っています。また、自分が保因者の場合、Jちゃんに保因者診断を受けさせたいと考えています。

クライエント役の演技のポイント

　Hさんの姉家族と、クライエント夫婦の人間関係を想像して演じてください。

　Kちゃんの遺伝学的検査の結果を、夫婦が入手できる関係かも検討しておいてください。

（遺伝カウンセリングの冒頭では、口に出さないでいてください）

　さんの同胞など、家族構成については、複雑にしない程度で適宜設定してください。

シナリオ

5 ▶▶▶ # Marfan症候群

遺伝カウンセリング担当者役シナリオ

クライエントは、Lさん（22歳男性、身長185cm）と、Lさんの母Mさん（47歳）。Lさんは、大学のバレーボールの選手で、卒業後は実業団への就職が決まっていました。

先日、バレーの練習後に激しい胸の痛みがあり、緊急入院し、大動脈解離と診断、緊急手術を受けました。術後に血管外科の担当医からMarfan症候群の疑いがあると話がありました。眼科および整形外科を受診しましたが、確定診断に至らず、遺伝学的検査を提案されました。

なお、Marfan症候群や大動脈解離の家族歴はなく、Lさんの父（54歳）の身長は174cm、母は155cm、妹（19歳）も160cmと平均的な身長です。

場面1

Lさんは、検査前の遺伝カウンセリングを受けるために遺伝子診療部門に来談されました。

場面2

遺伝カウンセリングの後、遺伝学的検査を受け、*FBN1*遺伝子に病的バリアントが確認され、Marfan症候群と確定診断とされました。その後、バレーボールを続けることは諦め、事務職として就職しました。

3年後、つきあっている女性と結婚の話がもちあがりました。疾患のことは相手に話をしていますが、子どもへの影響や出生前診断について話を聞きたいと、Lさんはひとりで来談されました。

(ロールプレイの目標)　自分にあわせた到達目標を設定しよう

- 初級 Marfan症候群の概要について説明ができる。
- 中級 *de novo*を考慮した常染色体優性遺伝疾患の説明ができる。
- 上級 成人発症疾患を対象とした出生前診断の希望について対応できる。

(遺伝カウンセリングのヒント)　ロールプレイをする上での注意点

- Marfan症候群は、全身性の結合織疾患であり、骨格系、心血管系、視覚器（眼）に病変を生じる。心血管系の合併症として、大動脈瘤があり、生命を脅かす危険性がある。
- 組織や臓器では、コラーゲンや弾性線維といった細胞以外の成分も、その構成要素となっている。その弾性線維の1つであるmicrofibrilの主成分であるフィブリリン蛋白をコードする遺伝子が、*FBN1*遺伝子である。*FBN1*の病的バリアントからは、フィブリリン蛋白の質的・量的異常が生じ、Marfan症候群の原因となる。
- 常染色体優性遺伝形式をとり、浸透率は100％であるが、同一家系内でも表現度の差異が大きいことが知られている。
- Marfan症候群患者の75％は両親いずれかから病的バリアントを引き継いだものであるが、患者の25％は*de novo*である。
- 診断基準として、改訂Ghent基準（2010年）が用いられる。
- 類縁疾患にLoeys-Dietz症候群やEhlers-Danlos症候群がある。

[場面1]
- Marfan症候群の遺伝学的検査は、2020年の段階で保険適用である。
- Marfan症候群の確定診断により、適切な観察と介入で予後の改善が期待できる。
- 最終的には担当医の判断となるが、スポーツには制限がかかる可能性が高い。
- クライエントの置かれている環境が大きく変化したことをどのように考えるか、検討が必要である。

[場面2]
- 浸透率100％の常染色体優性遺伝性疾患であることから、子どもが罹患する確率は推定できる。表現度の差異をどのように伝えるかは検討が必要である。
- 出生前診断は、成人で発症することが多く、遺伝型から表現型が予測できないため、一般的には実施されていない。
- 出生前診断を希望する理由は何か、確認が必要である。

5

遺伝カウンセリング担当者役

シナリオ
5 ▸▸▸ # Marfan症候群

クライエント役シナリオ

　クライエントは、Lさん（22歳男性、身長185cm）と、Lさんの母Mさん（47歳）。Lさんは、大学のバレーボールの選手で、卒業後は実業団への就職が決まっていました。

　先日、バレーの練習後に激しい胸の痛みがあり、緊急入院し、大動脈解離と診断、緊急手術を受けました。術後に血管外科の担当医からMarfan症候群の疑いがあると話がありました。眼科および整形外科を受診しましたが、確定診断に至らず、遺伝学的検査を提案されました。

　なお、Marfan症候群や大動脈解離の家族歴はなく、Lさんの父（54歳）の身長は174cm、母は155cm、妹（19歳）も160cmと平均的な身長です。また、Lさんの母方の祖父は、3年前に69歳で心筋梗塞により亡くなっています。他の父方の祖父母と、母方の祖母は存命です。

　Lさんとその家族は、家系内に同じ疾患がないため、遺伝性疾患と言われたことを不思議に思っています。

家系図

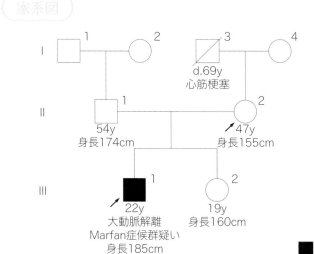

■ : Marfan症候群疑い

場面 1

　L さんは、検査前の遺伝カウンセリングを受けるために遺伝子診療部門に来談されました。

設定例 1.1

- L さんは、バレーボールの無い人生は考えられない、と普段から考えており、病気を早く治して、実業団での活躍を希望しています。

設定例 1.2

- L さんは、これまでの築き上げてきたことが崩れ落ちた気持ちになっています。家族に弱音を吐くことはありませんが、周囲は気持ちを察して、どう接してよいか考えあぐねています。

場面 2

　遺伝カウンセリングの後、遺伝学的検査を受け、*FBN1* 遺伝子に病的バリアントが確認され、Marfan 症候群と確定診断とされました。その後、バレーボールを続けることは諦め、事務職として就職しました。

　3 年後、つきあっている女性と結婚の話がもちあがりました。疾患のことは相手に話をしていますが、子どもへの影響や出生前診断について話を聞きたいと、L さんはひとりで来談されました。

設定例 2.1

- 婚約者には、病気のことを何となくぼかして伝えています。遺伝性であることをどのように伝えようか相談に来ました。

設定例 2.2

- L さんは、婚約者に子どもには 1/2 の確率で疾患を発症する可能性があることを話しています。L さんと婚約者は、L さんに起きた辛い経験を、子どもには経験してもらいたくないと考えています。

5

クライエント役

クライエント役の演技のポイント

　致死的な状況から回復したことを前提に演じてください。

　場面 1、**場面 2** ともに、1 人で来談、2 人で来談、どちらでもロールプレイを行えます。この場合、同伴者がどの程度の情報をもち、どのような気持ちであるかを検討して演じてください。

シナリオ 6 ▸▸▸ 遺伝性乳癌卵巣癌症候群（HBOC）

遺伝カウンセリング担当者役シナリオ

　クライエントは、Nさん（48歳女性）です。1か月前に左胸にしこりを自覚し、乳腺外科で1.5cm大の腫瘍が発見されました。2週間前に受けた針生検で、がん細胞が確認されました。

　Nさんは4人家族で、夫（49歳）と、長女（23歳）、次女（17歳）と暮らしています。母親は8年前に卵巣癌に罹患し、1年間闘病し、65歳で亡くなりました。また、母方の叔母も、乳癌にかかっていたそうです。また、Nさんには兄（50歳）と妹（43歳）がいますが、がんに罹患したとは聞いていません。

場面1

　Nさんは、担当医から、40歳代での乳癌であり、家系内に乳癌や卵巣癌にかかった人がいるので、「遺伝子検査」を勧められました。

　検査は保険で受けることができ、治療方針にも影響すると聞きました。検査するために、遺伝カウンセリングを受けてくるように言われ、遺伝子診療部に来談されました。

※遺伝カウンセリング加算が算定可能な施設と想定してください。

場面2

　場面1の遺伝カウンセリングの後、遺伝学的検査を受検し、*BRCA1*遺伝子に病的バリアント［c.188T＞A（p.Leu63Ter）］が確認されました。担当医とも相談し、両側乳房全摘の方針が決まったが、心配なことがあり、遺伝カウンセリング外来に来談されました。

ロールプレイの目標 自分にあわせた到達目標を設定しよう

- 初級 遺伝性腫瘍のサーベイランスやリスク低減手術について説明できる。
- 中級 家族における発症前診断の意義を説明できる。
- 上級 家族関係に配慮して血縁者の情報共有を提案できる。

遺伝カウンセリングのヒント ロールプレイをする上での注意点

- 遺伝性乳癌卵巣癌症候群（hereditary breast and ovarian cancer syndrome：HBOC）は、DNAの二重鎖修復などに関与する*BRCA1*もしくは*BRCA2*を原因遺伝子とする遺伝性腫瘍症候群であり、乳癌、卵巣癌に加えて、前立腺癌や膵臓癌とも関連している。
- 年齢の上昇に伴い、腫瘍の累積罹患率は上昇するが、浸透率は100％ではない。
- HBOCに関しては、PARP阻害薬であるオラパリブが2018年に保険収載されたのをきっかけに、検査や治療、リスク低減手術に関連した保険適用が進んでいる。

場面1

- 保険診療の場面であり、一般診療の流れとして考える必要がある。
- この時点においての治療方針は、乳腺外科の医師が、クライエントと相談して決めることであることを意識する。
- がんの告知を受け、治療前であること、さらに遺伝性であること、多くの心理社会的課題が発生しうる状況であることを想定しておくことが大切である。その一方で、クライエントの心情に予断をもってあたらないことにも気を留めておく。

場面2

- まず、心配事は何かを上手く聞き出し、課題の整理が前提となる。
- 2人の娘がいるため、発症前診断とサーベイランスに関する情報を整理しておく必要がある。

シナリオ 6 ▸▸▸ 遺伝性乳癌卵巣癌症候群（HBOC）

クライエント役シナリオ

　クライエントは、Nさん（48歳女性）です。1か月前に左胸にしこりを自覚し、乳腺外科で1.5cm大の腫瘍が発見されました。2週間前に受けた針生検で、がん細胞が確認されました。

　Nさんは4人家族で、夫（49歳）と、長女（24歳）、次女（17歳）と暮らしています。Nさんの父親は存命ですが、母親は8年前に卵巣癌に罹患し、1年間闘病し、65歳で亡くなりました。また、母は2人姉妹でしたが、母の妹（67歳）も、乳癌で2年前治療を受けたそうです。Nさんの祖父母は、皆亡くなっています。また、Nさんには兄（50歳）と妹（43歳）がいますが、がんに罹患したとは聞いていません。

　Nさんはパートタイムで働いています。夫は、中間管理職で仕事が忙しく、なかなか時間が取れません。長女は社会人で、いろいろと相談に乗ってくれています。次女は、今年大学受験で、Nさんはいろいろと気を使っています。また、Nさんの兄には息子と娘が1人ずつ、Nさんの妹は結婚していますが子どもはいません。

家系図

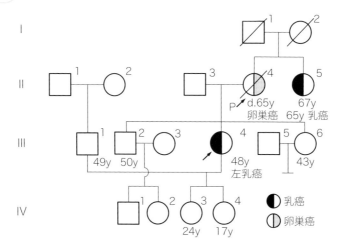

場面1

　Nさんは、担当医から、40歳代での乳癌であり、家系内に乳癌や卵巣癌にかかった人がいるので、「遺伝子検査」を勧められました。

　検査は保険で受けることができ、治療方針にも影響すると聞きました。検査するために、遺伝カウンセリングを受けてくるように言われ、遺伝子診療部に来談されました。

　設定例1.1

- 家系にがんが多いので、「がん家系」ではないかと思っていました。遺伝性腫瘍であれば、両側乳房切除術を受けたいと考えています。しかし、実際に「遺伝」だったら、どうしてよいのかわからず、少々困惑しています。

　設定例1.2

- がんと診断された段階からネットで調べて、遺伝性のがんがあることを知っています。積極的に「遺伝子検査」を受けたいと考えています。しかし、遺伝カウンセリングについてはよくわかっていません。

場面2

　場面1の遺伝カウンセリングの後、遺伝学的検査を受検し、*BRCA1*遺伝子に病的バリアント［c.188T>A（p.Leu63Ter）］が確認されました。担当医とも相談し、両側乳房全摘の方針が決まったが、心配なことがあり、遺伝カウンセリング外来に来談されました。

　設定例2.1

- 医師からは、家族にも遺伝性腫瘍であることを伝えるように話を受けています。
- 長女には話しやすいのですが、次女にどうやって伝えたらよいのか悩んでいます。夫は話さない方がよい、とNさんに話しています。

　設定例2.2

- 医師からは、家族にも遺伝性腫瘍であることを伝えるように話を受けています。
- 長女に遺伝性腫瘍であることを話したところ、長女も遺伝学的検査に興味をもったようです。しかし、長女は結婚が決まったばかりなので、婚約者との関係を考えると、検査を受けるように勧めてもよいのか悩んでいます。

（つづく）

> **クライエント役の演技のポイント**

　場面 1 で、Ｎさんに同席するのは、夫と長女、どちらでもかまいません。（1 人でもよいですが、3 人や 4 人は避けてください）

　場面 2 は術前の状況です。手術に対してどのような気持ちをもっているかについても考えて演じてください。

コラム ファシリテーターの役割とは？

　Malcolm S. Knowles（1913〜1997）の成人学習理論では、成人である学習者は、(1) 独立心が強く、自己のペースで学習することを好む、(2) 既に幾多の経験があり、それが学習の糧となる、(3) 実際に役立つ学習に価値を置く、(4) 差し迫る問題を解決するための学習を好む、(5) 強制ではなく自らの学習意欲に駆られて学ぶ、という特徴を持っているとされている[1]。遺伝カウンセリングロールプレイによって学ぶ学習者は成人であり、この理論に基づくと、ロールプレイ演習では、教える人ではなく、学習を支援する人が必要となる。この、演習を支援する役割として参加するのが、ファシリテーターである。「ファシリテーション（facilitation）」とは、「容易にする」「円滑にする」と言う意味であり、ファシリテーターとは学習を促進援助していく人を意味する。

　このように、ファシリテーターの主たる役割は、教えることや指導することではなく、学習環境を整え、学習者がロールプレイを通して各自の目標に到達できるようにすることである。構造化された実習を中心にした学習は、学習者のペースを中心に進められ、学習者の気付きに焦点があてられるため、ファシリテーターが介入することは、演習方法の提示に加えて、演習時間のコントロールや、議論・演習が円滑に進まない場合の促し、ルール違反への注意などとなる[2]。学習者からのファシリテーターに向けた質問に対しては、演習の進行などに関するものは積極的に答え、遺伝カウンセリングに直接関係する内容に対しては、学習者の熟達度や専門領域を考慮し、最小限の示唆を行う程度とする。ファシリテーターに向けられた質問を、学習者と一緒に考えてみるのもよいだろう。

参考文献

1. 西城卓也, 伴信太郎. 内科指導医に役立つ教育理論. 日本内科学会雑誌 2001; 100: 1987-1993.
2. 星野欣生. 介入ということ——構造化された実習において. 人間関係 1991; 8: 167-171. http://rci.nanzan-u.ac.jp/ninkan/publish/item/介入ということ（星野欣生）.pdf

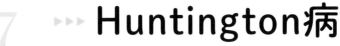
シナリオ

7 ▸▸▸ Huntington病

遺伝カウンセリング担当者役シナリオ

　クライエントのOさん（27歳女性）は、現在、独り暮らしで働いています。Oさんの父方の祖母（73歳）は他県に暮らしており、69歳の時不随意運動からHuntington病とα病院で診断されました。父方の祖父は3年前に脳梗塞で亡くなっており、現在祖母は、同居するOさんの両親の介護を受けています。

　β大学病院の遺伝子診療部に、Huntington病の発症前診断について相談したいと、Oさんから遺伝カウンセリングの依頼がありました。

場面 1

　Oさんから、「祖母と同じ病気になるかどうか、遺伝子検査をしてもらえないでしょうか」と相談がありました。

場面 2

　初回の遺伝カウンセリング後、神経内科の診察で特に異常がないことを確認し、複数回の遺伝カウンセリングを経て、Oさんは発症前遺伝学的検査を受けました。その結果、*HTT*遺伝子にCAGリピートの伸長（42回）が確認されました。検査結果の告知直後、心理社会的支援目的で遺伝カウンセリングを実施することとなりました。

ロールプレイの目標　自分にあわせた到達目標を設定しよう

● **初級** 発症前診断を希望するクライエントのリスク認識を確認できる。
● **中級** Huntington病の遺伝学的特徴（リピート、表現促進現象）を踏まえたわかりやすい説明ができる。
● **上級** クライエントの予期していなかった情報を、心情に配慮し伝達できる。

(遺伝カウンセリングのヒント)　ロールプレイをする上での注意点

● Huntington病は、不随意運動と精神症状を主症状とする常染色体優性遺伝疾患である。

● *HTT*遺伝子のエクソン1に存在するCAGからなる3塩基が繰り返す反復配列が異常伸長することを原因とする。この反復配列は、正常では26回以下であるが、36回以上になるとHuntington病を発症するとされている。

● この反復配列は不安定で、世代を経るごとに発症が若年化、重症化するという表現促進現象が認められ、特に父親から伝達した場合に著明とされている。

場面1

　　● クライエントが未発症の病的バリアント保持者の場合、発症前診断を行うことが、クライエントにとってどのような意味をもつか検討が必要である。

　　● Huntington病の臨床症状を発症する前後の患者では一般集団と比べて抑うつ症状は2倍以上である［Paulsen *et al.*(2005)、Marshall *et al.*(2007)］。このようなことも踏まえて、発症前診断にあたり、どのようなプロセスを準備するか検討する。

　　● 父方祖母の疾患を孫が引き継いでいる可能性の評価のために必要な情報は何か、発症前診断にあたって必要な発端者や本人、家系員の情報にはどのようなものがあるか、発症前診断に関連して必要な情報を整理し、評価する必要がある。

　　● 発症前診断の遺伝カウンセリングプロセスにおいて、検査を受ける前に適切な予期的ガイダンスの提供は必須である。

　　● 発症前診断に関係する予期的ガイダンスでは、検査を受けない場合、検査を受け病的バリアントが見つかった場合、検査を受け病的バリアントが見つからなかった場合、それぞれの場合について、クライエントに生じる気持ちの変化や生じうる課題、課題への対応などをクライエント自身で考えてもらう。

場面2

　　● 検査結果に対する受容は、個人によって大きく異なる。表面的に受容しているように見えても受容できていない場合などもあり、注意が必要である。

　　● 心理的に危機的状況にある場合では、専門家の介入を要請する。

▸▸▸ Huntington病

クライエント役シナリオ

　クライエントのOさん（27歳女性）は、現在、独り暮らしで働いています。Oさんの父方の祖母（73歳）は他県に暮らしており、69歳の時不随意運動からHuntington病とα病院で診断されました。父方の祖父は3年前に脳梗塞で亡くなっており、現在祖母は、同居するOさんの両親の介護を受けています。

　β大学病院の遺伝子診療部に、Huntington病の発症前診断について相談したいと、Oさんから遺伝カウンセリングの依頼がありました。

　Oさんは、現在γ病院に看護師として勤務しています。大好きな祖母の性格の変化にショックを受け、Huntington病について調べました。職場の医師に、知り合いの話として相談し、大学病院での遺伝カウンセリングを決めました。その時、血液検査で検査ができることも知りました。

　Oさんは3人きょうだいの長女で、下は弟が2人います。弟たちは地元の一般企業に勤めており、医療職ではありません。Oさんの父（50歳）には兄が1人いましたが、43歳の時に事故で亡くなっています。Oさんの母（49歳）は3人姉妹の長女で、Oさんの母方祖父母は存命です。

家系図

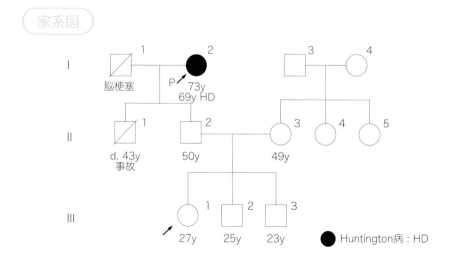

場面1

Oさんから、「祖母と同じ病気になるかどうか、遺伝子検査をしてもらえないでしょうか」と相談がありました。

設定例1.1

- Oさんは、自分も同じ疾患にかかることに不安を感じています。父親が「病的遺伝子」をもっていなければ自分が罹患することはないので、父親に検査を受けて欲しいと頼みました。しかし、父親からは、検査を受けたくない旨を伝えられ、自分の検査を受けることにしました。

設定例1.2

- 今回は、両親には相談無く、検査を受けることを希望しました。自分が、「病的遺伝子」をもっている場合、父親も「病的遺伝子」をもつことは理解していますが、その影響について深く考えていません。

場面2

初回の遺伝カウンセリング後、神経内科の診察で特に異常がないことを確認し、複数回の遺伝カウンセリングを経て、Oさんは発症前遺伝学的検査を受けました。その結果、HTT遺伝子にCAGリピートの伸長（42回）が確認されました。検査結果の告知直後、心理社会的支援目的で遺伝カウンセリングを実施することとなりました。

設定例2.1

- これまでの遺伝カウンセリングのプロセスで、いろいろと考えてきたので、病的バリアントをもっていてもおかしくないし、自分なら対処できると考えていました。結果を聞き不安はありますが、「自分は大丈夫」と自分に言い聞かせています。

設定例2.2

- 絶対に自分は病的バリアントをもっていないと考えていたので、今回の結果は非常にショックでした。現在は、何も考えられません。

7
クライエント役

クライエント役の演技のポイント

場面1では医療職であることを隠しての来談です。その理由についても考えてみてください。

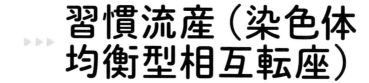

シナリオ

8

▶▶▶

習慣流産（染色体均衡型相互転座）

遺伝カウンセリング担当者役シナリオ

　クライエントは、Ｐさん（32歳女性）と、夫のＱさん（29歳）、ふたりは結婚して4年目となります。

　夫婦は、2年前に最初の子どもを懐妊しましたが、妊娠5週で流産となりました。その1年後にも妊娠6週で流産し、さらに1か月前にも、妊娠8週で流産となり、産婦人科医から勧められ、流産手術の後、流産絨毛の染色体検査を受けました。その検査結果は、[46,XX,der(21)t(1;21)(q41;q22.1)]というものでした。

　産婦人科医から、夫婦の染色体検査が必要と考えるが、いろいろと話を聞きたいなら遺伝カウンセリングを受けてみてはどうか、と提案されました。

　Ｐさんには姉がおり、姉には2人の息子がいます。Ｑさんには妹がおり、最近結婚したばかりです。

場面1

　ＰさんとＱさんは、産婦人科受診の次の日に夫婦で遺伝子診療部を訪れました。予約電話では、夫婦で検査を受けたいので、まず流産絨毛染色体検査の結果の意味を詳しく教えて欲しいと話がありました。

場面2

　遺伝カウンセリングの後、夫婦で染色体検査を受けました。検査の結果、Ｑさんが転座保因者であり、着床前診断の適応になると、産婦人科外来で医師から説明をありました。なお、核型は[46,XY,t(1;21)(q41;q22.1)]でした。

　今回、詳しい説明を希望し、再度、遺伝子診療部を来談されました。

(ロールプレイの目標)　自分にあわせた到達目標を設定しよう

● 初級 均衡型転座と習慣流産の関係について説明できる。

● 中級 着床前診断（PGT-SR）の意義と限界について説明できる。

● 上級 夫婦間のバランスに配慮した面接の組み立てができる。

(遺伝カウンセリングのヒント)　ロールプレイをする上での注意点

● 今回の転座は1番染色体と21番染色体間の転座である。流産の原因となりうるが、いずれの染色体の切断点もテロメア側であり、転座部分が小さいため、不均衡型核型のある児が出生する可能性は否定できない。

場面 1

● 「染色体転座」という一般には聞き慣れない言葉をどのように理解してもらうか、わかりやすい説明の仕方の工夫が必要である。

● 核型を表す図や、減数第1分裂の対合を示すパキテンダイアグラムといった視覚的な資料は、理解を助ける。

● 流産絨毛に起きた不均衡型転座は、*de novo*で生じた可能性は否定できない。

● 夫婦における均衡型転座の発見は、流産の原因の特定につながる。

● 転座が発見されるとすれば、ほとんどの場合で夫婦のどちらか1人である。転座保因者を特定するかどうか、医学的および心理社会的観点から検討してもらう必要がある。

場面 2

● 夫が均衡型転座保因者であり反復流産の状況であるため、着床前診断（PGT-SR/PGT-A）の適応となる。

● 夫が均衡型転座であることを夫婦はどのように捉えているのか確認が必要である。

● 着床前診断に、どのような期待をどの程度抱いているのか、確認が必要である。

● 着床前診断には流産のリスクを下げる効果があるが、流産の可能性は一般頻度程度は存在している。また、100%生児を得られるわけではない。遺伝カウンセリングでは、着床前診断の限界をどのように理解してもらうかが大切になる。

シナリオ

8 ▶▶▶ 習慣流産（染色体均衡型相互転座）

クライエント役シナリオ

　クライエントは、Pさん（32歳女性）と、夫のQさん（29歳）、ふたりは結婚して4年目となります。

　夫婦は、2年前に最初の子どもを懐妊しましたが、妊娠5週で流産となりました。その1年後にも妊娠6週で流産し、さらに1か月前にも、妊娠8週で流産となり、産婦人科医から勧められ、流産手術の後、流産絨毛の染色体検査を受けました。その検査結果は、[46,XX,der(21)t(1;21)(q41;q22.1)]というものでした。

　産婦人科医から、夫婦の染色体検査が必要と考えるが、いろいろと話を聞きたいなら遺伝カウンセリングを受けてみてはどうか、と提案されました。

　Pさんには姉がおり、姉には2人の子どもがいます。Qさんには妹がおり、最近結婚したばかりです。

　3回の流産手術は、Pさんにとっては辛い体験で、できればもう経験したくないと考えています。産婦人科医からは、夫婦の染色体検査は流産の原因検索のためと聞いたので、原因がわかれば流産が回避できるのではないかと考えています。

家系図

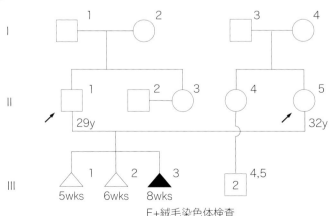

E＋絨毛染色体検査
46,XX,der(21)t(1;21)(q41;q22.1)

場面 1

　PさんとQさんは、産婦人科受診の次の日に夫婦で遺伝子診療部を訪れました。予約電話では、夫婦で検査を受けたいので、まず流産絨毛染色体検査の結果の意味を詳しく教えて欲しいと話がありました。

設定例 1.1

- 夫婦は、そろって検査を受けたい意向です。あまり検査の意義を理解していませんが、遺伝カウンセリングで話を聞けばよいと思っています。

設定例 1.2

- 遺伝カウンセリングの前に夫婦で転座について調べて、夫婦に転座保因者の可能性があることは何となく理解しました。Pさんは、自分が転座保因者ではないかと考えていますが、流産が回避できるならどんなことでもしたいと考えています。Qさんは、自分が転座保因者では無いだろうと根拠無く考えています。

場面 2

　遺伝カウンセリングの後、夫婦で染色体検査を受けました。検査の結果、Qさんが転座保因者であり、着床前診断の適応になると、産婦人科外来で医師から説明がありました。なお、核型は［46,XY,t(1;21)(q41;q22.1)］でした。

　今回、詳しい説明を希望し、説明の次の日に遺伝子診療部を来談されました。

設定例 2.1

- 夫婦は着床前診断について前向きで、流産の回避のためにできることに期待しています。産婦人科の説明では理解しきれなかった部分もあったので、しっかりと説明を受けたいと考えています。

設定例 2.2

- Qさんは、自分が保因者ではないと考えていたので、ショックを受けています。Pさんは、自分が保因者だと思っていたので、やや拍子抜けです。しかし、Pさんは、これで着床前診断が受けられるという前向きな気持ちと、夫の落ち込みとの間で、気持ちは板挟みになっています。

クライエント役の演技のポイント

　夫婦の着床前診断への期待度を考えて、演じてください。

　夫婦の関係性について、何でも話せるのか、実はあまり会話が無いのか、などを考えて演じてください。

　場面 2 では、保因者が妻の場合や、夫婦のどちらかを特定せずに結果を伝えた場合に設定を変えて行ってもよいでしょう。

がんのクリニカル シークエンス

遺伝カウンセリング担当者役シナリオ

　クライエントは、Rさん（72歳男性）と長男Sさん（45歳）の配偶者のTさん（42歳）。Rさんは1年前に膵癌と診断、審査腹腔鏡で切除不能膵癌と判断され、薬物療法を受けました。初回薬物療法は奏効し、腫瘍の縮小傾向を認めましたが、その後、原発巣の再増大と肝転移が確認されました。薬物療法のレジメンを変更しても効果無く、次の治療方針を検討するため、生検で得られた検体を用いてがんゲノム検査を受けました。その結果、*BRCA2* と *TP53*、*KRAS* に病的バリアントがみつかり、うち *BRCA2* は、生殖細胞系列バリアントでした。

　Rさんの妻は、5年前（64歳）に虚血性心疾患で他界しました。Rさんには2人の息子がおり、SさんとTさん夫婦と3世代で同居しています。SさんとTさんには、息子（14歳）と娘（12歳）がいます。Rさんの次男（43歳）は、家族と共に他県に暮らしています。

場面1

　検査を提出した4週間後、腫瘍内科担当医から *BRCA2* の病的バリアントが生殖細胞系列由来であるとの告知がなされ、結果をもとに薬物治療を進めていくことになりました。同日、担当医から、家族への対応を含めた遺伝カウンセリングの依頼がありました。遺伝カウンセリングは、RさんとTさんが来談されました。

　クライエントからは、子どもや孫への影響について話が聞きたいとのことでした。

場面2

　場面1 から2週間後、全身状態が不良となり、治療はかなわず、Rさんは亡くなりました。その3か月後、Sさんが、自分の検査について話を聞きたいと、Tさんとともに来談されました。

- クライエントの体調や心理状態に配慮した対応ができる。
- 生殖細胞系列所見（二次的所見）を共有する意義と課題について説明できる。
- 家族間のバランスに配慮した意思決定支援ができる。

- がんゲノム医療とは、悪性腫瘍細胞のゲノムを網羅的に解析し、そのゲノムプロファイルから腫瘍の性質を理解し、その性質から治療法を選択する医療である。
- 多くは、体細胞バリアントの評価となるが、一部に生殖細胞系列のバリアントの所見が含まれるため、時に遺伝カウンセリングが必要となる。
- 保険適用の「がんゲノムプロファイリング検査」では、標準治療がない固形がん患者、または局所進行もしくは転移が認められ標準治療が終了となった固形がん患者（終了が見込まれる者を含む）が対象となる。
- 遺伝カウンセリングの実施において、本検査の目的は悪性腫瘍の治療であることを認識する。

場面 1

- 標準治療が終了した担癌状態にあるクライエントにどのような配慮が必要か検討する。
- 「子どもや孫への影響」の説明を希望されているが、具体性・個別性をもった情報提供を行うために、どのような準備をすべきか検討する。

場面 2

- 家族を喪失したことに対しての配慮について検討する。
- *BRCA2* の病的バリアントをもつ男性の健康管理に関する情報提供はどのようにすればよいか。情報収集が必要である。
- 発症前診断については、健康保険は適用されない。

遺伝カウンセリング担当者役

がんのクリニカル
シークエンス

クライエント役シナリオ

　クライエントは、Rさん（72歳）と長男Sさん（45歳）の配偶者のTさん（42歳）。Rさんは1年前に膵癌と診断、審査腹腔鏡で切除不能膵癌と判断され、薬物療法を受けました。初回薬物療法は奏効し、腫瘍の縮小傾向を認めましたが、その後、原発巣の再増大と肝転移が確認されました。薬物療法のレジメンを変更しても効果無く、次の治療方針を検討するため、生検で得られた検体を用いてがんゲノム検査を受けました。その結果、*BRCA2* と *TP53*、*KRAS* に病的バリアントがみつかり、うち *BRCA2* は、生殖細胞系列バリアントでした。

　Rさんの妻は、5年前（64歳）に虚血性心疾患で他界しました。Rさんには2人の息子がおり、SさんとTさん夫婦と3世代で同居しています。SさんとTさんには、息子（14歳）と娘（12歳）がいます。Rさんの次男（43歳）は、家族（妻1人、息子1人）と共に他県に暮らしています。

　Rさん自身は、検査を受けた1か月前から徐々に体調が不良になってきています。Sさんは仕事が忙しく、TさんにRさんの付き添いなどをお願いしています。

家系図

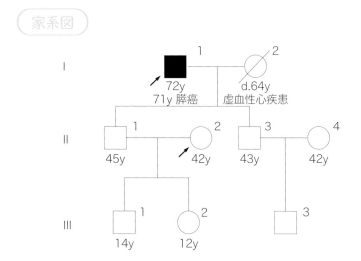

場面 1

　検査を提出した 4 週間後、腫瘍内科担当医から *BRCA2* の病的バリアントが生殖細胞系列由来であるとの告知がなされ、結果をもとに薬物治療を進めていくことになりました。同日、担当医から、家族への対応を含めた遺伝カウンセリングの依頼がありました。遺伝カウンセリングは、R さんと T さんが来談されました。

　クライエントからは、子どもや孫への影響について話が聞きたいとのことでした。

設定例 1.1

- R さんは、治療方針が見つかったことに期待を抱いています。しかし、遺伝の話はあまり理解できませんでした。T さんは、遺伝の話を聞いて、夫や子ども達のことが気になっています。

設定例 1.2

- R さんは自分のことよりも、子どもや孫のことが気になっています。しかし S さんと次男は折り合いが悪く、あまり連絡が取れる状況ではありません。

場面 2

　場面 1 から 2 週間後、全身状態が不良となり、治療はかなわず、R さんは亡くなりました。その 3 か月後、S さんが、自分の検査について話を聞きたいと、T さんとともに来談されました。

設定例 2.1

- S さんは父親の経過を見ているので、自分の早期発見のために検査を受けたいと考えています。

設定例 2.2

- S さんは、*BRCA2* が「乳癌の遺伝子」と聞いたため、長女への「遺伝」が気になり、娘の検査のために自分の遺伝学的検査を受けたいと考えています。

9

クライエント役

クライエント役の演技のポイント

　R さんを演じる場合、体調なども考えて役作りを考えてください。

　場面 1 で、T さんは血縁者でも配偶者でもありません。どのような立場であるか、検討してみてください。

　場面 2 では、クライエント役を 1 人で来談した設定にしても構いません。離れて暮らす次男との関係性を検討してみてください。

ミトコンドリア病（MELAS）

遺伝カウンセリング担当者役シナリオ

　クライエントは、Ｕさん（44 歳女性）とその夫のＶさん（54 歳）。ふたりは 12 年前に結婚し、結婚して 1 年目に流産があり、その 2 年後に長男が生まれ、現在 9 歳になりました。長男の下には、長女（6 歳）がおり、元気にしています。Ｕさんにきょうだいはなく、Ｖさんには姉と兄がおり、皆健康です。

　長男のＷくんは、妊娠 39 週に 2,872 ｇで出生し、3 歳までは大きな異常を認めませんでしたが、食が細く、少し疲れやすく、小柄に育っていました。先日、学校から帰ってきたときに 38.5℃の発熱があり、嘔吐の後、痙攣発作を起こしました。その後、自宅から救急搬送され、δ大学病院に緊急入院となりました。

場面 1

　入院後 1 週間目に状態が落ち着き、担当医から、症状と検査結果からミトコンドリア病の疑いが強く、ミトコンドリア遺伝子の検査が必要と説明を受けました。「遺伝子検査」の実施にあたり、遺伝カウンセリングを受けるよう、院内の遺伝子診療部を紹介されました。

場面 2

　遺伝学的検査の結果、ミトコンドリア遺伝子に m.3243A＞G 変異を認めました。他の追加検査の結果を加えて、主治医から、MELAS の診断を告知されました。Ｕさんは、長女への影響について相談したいと遺伝子診療部に再度来談しました。

自分にあわせた到達目標を設定しよう

- ミトコンドリア病とその遺伝について説明ができる（遺伝的異質性）。
- ヘテロプラスミーで生じるミトコンドリア病の再発リスクについて説明できる。

- **実践** 小児に対する遺伝学的検査に関する情報提供と意思決定支援ができる。

（ 遺伝カウンセリングのヒント ）　ロールプレイをする上での注意点

- ミトコンドリア病は、細胞のエネルギー産生やアポトーシスなどの役割を担う細胞小器官ミトコンドリアの機能障害によって発症する疾患である。
- ミトコンドリアを構成するタンパクは、核DNAだけでなく、ミトコンドリア内に存在するミトコンドリアDNA（mtDNA）にもコードされている。
- mtDNAは、ミトコンドリア経由で次世代に伝えられるので、原則として母親由来となる。このことから、母系遺伝と呼ばれている。
- ミトコンドリアは細胞内に数十から数百存在し、mtDNAは、ミトコンドリア内に複数存在している。mtDNAを原因とするミトコンドリア病では、すべてのmtDNAが病的バリアントをもつ "ホモプラスミー" の状態で生じる疾患と、全てではないが病的バリアントをもつmtDNAが優位になった "ヘテロプラスミー" の状態で生じる疾患がある。
- MELASは、Mitochondrial myopathy, Encephalopathy, Lactic Acidosis, and Stroke-like episodesの頭文字を取った病名である。小児期に発症することが多く、進行性の経過を辿る。本症例は小児型であり、予後についての検討も必要である。
- mtDNAのm.3243A>G変異が最も多く約80%を占めるが、それ以外のミトコンドリアDNAの変異の報告もある。
- 病的バリアントをもつmtDNAの量が浸透率に影響するが、組織間でも病的mtDNAの分布は異なり、家族内発症でも表現型に差が見られる。

場面1

- ミトコンドリア病の説明は複雑になりがちであり、図表など、説明補助資料の準備が求められる。
- 検査の限界を理解しておき、クライエントの不安や悩みにどのように対応できるか検討する。
- 母系遺伝から生じる心理社会的課題にも配慮が必要である。

場面2

- 診断に関しては、専門医との連携が重要となる。
- 発症前診断の遺伝学的検査で予測ができるかどうか検討が必要である。
- クライエントが不安に思っていることは、実は1つではないかもしれない。

10

遺伝カウンセリング担当者役

シナリオ
10 ▶▶▶

ミトコンドリア病
（MELAS）

クライエント役シナリオ

　クライエントは、Ｕさん（44歳女性）とその夫のＶさん（54歳）。ふたりは12年前に結婚し、結婚して1年目に流産があり、その2年後に長男が生まれ、現在9歳になりました。長男の下には、長女（6歳）がおり、元気にしています。Ｕさんにきょうだいはなく、Ｖさんには姉と兄がおり、皆健康です。

　長男のＷくんは、妊娠39週に2,872ｇで出生し、3歳までは大きな異常を認めませんでしたが、食が細く、少し疲れやすく、小柄に育っていました。先日、学校から帰ってきたときに38.5℃の発熱があり、嘔吐の後、痙攣発作を起こしました。その後、自宅から救急搬送され、δ大学病院に緊急入院となりました。

　Ｕさんは一人っ子で育ち、心配性な性格で、これまでもＷくんの発育を気にかけており、自分の子育てがよくなかったのではないかと考えていました。Ｖさんは3人きょうだいの末っ子で、おおらかな性格ですが、逆に言うと無頓着でいい加減なところがあります。長女は活発で、体格も平均的です。ＵさんとＶさんの両親は存命ですが、Ｕさんの父に糖尿病があり、Ｖさんの母に高血圧があります。

家系図

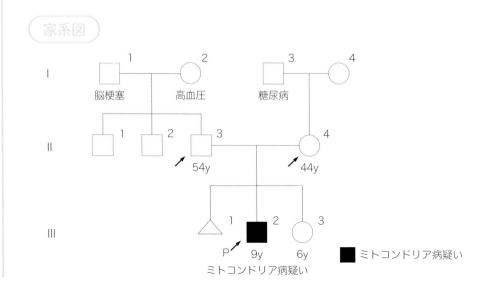

場面 1

　入院後 1 週間目に状態が落ち着き、担当医から、症状と検査結果からミトコンドリア病の疑いが強く、ミトコンドリア遺伝子の検査が必要と説明を受けました。「遺伝子検査」の実施にあたり、遺伝カウンセリングを受けるよう、院内の遺伝子診療部を紹介されました。

設定例 1.1

- Uさんは、ネットで母由来の遺伝という記事を読み、自分を責める気持ちになっています。Vさんは、「母由来とは限らない」という記載を見つけて、Uさんを励ましています。

設定例 1.2

- 夫婦でネットの記事を読みましたが、いろいろな情報があり混乱しています。

場面 2

　遺伝学的検査の結果、ミトコンドリア遺伝子に m.3243A＞G 変異を認めました。他の追加検査の結果を加えて、主治医から、MELAS の診断を告知されました。Uさんは、長女への影響について相談したいと遺伝子診療部に再度来談しました。

設定例 2.1

- 長女にもMELASが発症することが心配で、「遺伝子検査」ができないかどうか聞きたいと思っています。

設定例 2.2

- 長女は、Wくんとは違って活発なのでMELASではないだろうと考えています。しかし、直接的ではありませんが、夫の両親から長女の検査を受けて欲しいという圧力を感じています。

クライエント役の演技のポイント

　場面 1 〜 **場面 2** を通して、様々な出来事があり、新たな情報が入っていく状況です。先の見えない状況において、新たな情報を得ることがクライエントにどのような影響を与えているかについても考えて演じてください。

　Wくんは予後不良が予測されます。この点においても検討しておいてください。

▶▶▶ # 統合失調症

遺伝カウンセリング担当者役シナリオ

　クライエントはXさん（32歳男性）。Xさんには、結婚を考えておつきあいをしている女性、Yさん（25歳）がいます。Xさんの双子の兄Zさん（32歳）は、大学在学時に統合失調症を発症し、一時期引きこもっていましたが、現在は、スーパーのバックヤードでパートタイムの仕事をしています。Yさんが自分の父親にZさんの話をしたところ、「統合失調症の発症には遺伝が影響するそうだが、Xくんには問題無いのか」と尋ねられたそうです。Xさんはこの話をYさんから聞き、遺伝カウンセリング外来に相談に来ました。

　なお、XさんとZさんには、他にきょうだいはなく、家系内には誰も統合失調症を発症した者はいません。また、Yさんは一人っ子です。

場面 1
　Xさんは、自分にも統合失調症を発症するリスクはあるのか、また、「遺伝子検査」は可能なのか知りたいと、ひとりで来談されました。

場面 2
　場面 1 の2か月後、Xさん自身の発症リスクは理解できましたが、子どものリスクについて知りたいとYさんとふたりで来談されました。

ロールプレイの目標　自分にあわせた到達目標を設定しよう

● **初級** 罹患者に対して、advocateとして対応できる。
● **中級** 多因子疾患の再発リスクについて説明ができる。
● **上級** 多因子疾患の遺伝学的検査の困難さについて説明ができる。

ロールプレイをする上での注意点

● 統合失調症は、幻覚や妄想を主症状とする精神疾患で、遺伝要因と環境因子の双方が影響し発症する多因子疾患である。

● 発症リスクに関わる遺伝要因は、複数の遺伝子の影響が組み合わさっている。それらの遺伝子の影響は、強いものから弱いものまであるが、単一遺伝子の病的バリアントで発症することは稀である。

● 再発リスクについては、経験的再発率（表）をもちいるが、その数字の利用が適切か検討は必要である。なお、表のデータは日本人集団のデータではない。

場面 1

● 来談に至る経緯について、心理社会的側面からも考察する。

● 双生児において遺伝学的に考慮しなくてはならない点は何か、検討が必要である。

● 多因子遺伝をどのように説明するとわかりやすいか検討する。

● 遺伝学的検査は実際に可能なのか、臨床的妥当性、臨床的有用性をもとに検討が必要である。

場面 2

● 不安定な関係の人物の同席に対して配慮は必要ないだろうか検討する。

● 子どもへの影響を考える場合、どのような質問が想定されるだろうか。

表　**統合失調症の家系内再発率と相対リスク比**

統合失調症の罹患者との関係	再発率（%）	相対リスク比 λ_r
両親がともに罹患者の子	46	23
子	9〜16	11.5
同胞	8〜14	11
甥または姪	1〜4	2.5
おじまたはおば	2	2
いとこ	2〜6	4
孫	2〜8	5

11

遺伝カウンセリング担当者役

統合失調症

クライエント役シナリオ

　クライエントはXさん（32歳男性）。Xさんには、結婚を考えておつきあいをしている女性、Yさん（25歳）がいます。Xさんの双子の兄Zさん（32歳）は、大学在学時に統合失調症を発症し、一時期引きこもっていましたが、現在は、スーパーのバックヤードでパートタイムの仕事をしています。Yさんが自分の父親にZさんの話をしたところ、「統合失調症の発症には遺伝が影響するそうだが、Xくんには問題無いのか」と尋ねられたそうです。Xさんはこの話をYさんから聞き、遺伝カウンセリング外来に相談に来ました。

　なお、XさんとZさんには、他にきょうだいはなく、家系内には誰も統合失調症を発症した者はいません。また、Yさんは一人っ子です。

　XさんとZさんは、顔も体格も全く似ておらず、親からも二卵性双生児と聞かされています。また、Xさん自身には、統合失調症の症状はありません。Yさんは実家住まいで、実家は自営業を営んでいます。XさんとZさんの父（58歳）には姉と弟がおり、伯母（父の姉）には息子が1人、叔父（父の弟）には娘が2人います。父方の祖父母は既に亡くなっています。母（52歳）には妹がおり、息子と娘が1人ずついます。これらの人の中で、統合失調症に罹患している人はいません。母方の祖父は胃癌で亡くなっていますが、祖母は存命です。

家系図

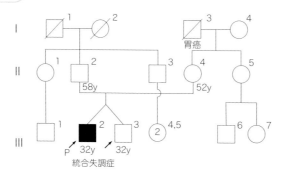

■統合失調症

場面1

　Xさんは、自分にも統合失調症を発症するリスクはあるのか、また、「遺伝子検査」は可能なのか知りたいと、ひとりで来談されました。

設定例1.1

- Xさんは、Yさんの両親から「遺伝子検査」とかで発症しないことを証明できないか、ということも言われており、遺伝外来を受診することにしました。

設定例1.2

- 検査のことはYさんの両親から言われたわけではありませんが、Xさんは検査で「陰性」が証明できないかと考え、遺伝外来を受診することにしました。

場面2

　場面1の2か月後、Xさん自身の発症リスクは理解できましたが、子どものリスクについて知りたいとYさんとふたりで来談されました。

設定例2.1

- 子どものリスクについて、Xさんの両親に説明したいので、どのように話せばよいか聞きたいと考えています。

設定例2.2

- 子どものリスクについて、出生前診断ができるかどうかを聞きたいと考えています。

11

クライエント役

クライエント役の演技のポイント

「遺伝子検査」に対するイメージ（大きな期待、怖さ、正体がわからない、など）を自分なりに考えて演じてください。

場面2は、XさんとYさんふたりの関係性についても検討して演じてください。

　XさんとZさんを一卵性双生児の設定にしても結構です。

参考文献および参考 web サイト

難病情報センター　https://www.nanbyou.or.jp
小児慢性特定疾病情報センター　https://www.shouman.jp
GeneReviews日本語版　http://grj.umin.jp
GeneReviews　https://www.ncbi.nlm.nih.gov/books/NBK1116/
OMIM　https://omim.org

シナリオ 1

Drotar D, Baskiewicz A, Irvin N, Kennell J, Klaus M. The adaptation of parents to the birth of an' infant with a con-genital malformation：A hypothetical model. *Pediatrics*, 1975：56（5）, 710-717.

中田洋二郎．親の障害の認識と受容に関する考察─受容の段階説と慢性的悲哀．早稲田心理学年報，1995；27, 83-92.

Gardner RJM, Amor DJ. Down syndrome, other full aneuploidies, polyploidy, and the influence of parental age. In：Gardner RJM, Amor DJ eds. *Chromosome Abnormalities and Genetic Counseling* 5th edition. NewYork：Oxford University Press, 2018：229-255.

シナリオ 3

Nussbaum RL, McInnes RR, Willard HF. 集団における遺伝学的多様性. In：福嶋義光監訳　トンプソン＆トンプソン遺伝医学　第 2 版．東京：メディカル・サイエンス・インターナショナル，2017：181-198.

シナリオ 4

Nussbaum RL, McInnes RR, Willard HF. リスク評価と遺伝カウンセリング. In：福嶋義光監訳　トンプソン＆トンプソン遺伝医学　第 2 版．東京：メディカル・サイエンス・インターナショナル，2017：385-402.

シナリオ 7

Paulsen JS, Nehl C, Hoth KF, Kanz JE, Benjamin M, Conybeare R, McDowell B, Turner B. Depression and stages of Huntington's disease. *J Neuropsychiatry Clin Neurosci*, 2005；17：496-502.

Marshall J, White K, Weaver M, Flury Wetherill L, Hui S, Stout JC, Johnson SA, Beristain X, Gray J, Wojcieszek J, Foroud T. Specific psychiatric manifestations among preclinical Huntington disease mutation carriers. *Arch Neurol*, 2007；64：116-121.

シナリオ 8

日本産科婦人科学会．着床前診断に関する見解（2018 年 6 月）　http://www.jsog.or.jp/modules/statement/index.php?content_id=31

シナリオ 9

国立がん研究センター．がんゲノム医療　https://www.ncc.go.jp/jp/ncch/genome/index.html

シナリオ 10

国立精神・神経医療研究センター病院遺伝カウンセリング室．ミトコンドリア病ハンドブック　https://www.nanbyou.or.jp/wp-content/uploads/upload_files/mt_handbook.pdf

シナリオ 11

Nussbaum RL, McInnes RR, Willard HF. 多因子疾患の遺伝学. In：福嶋義光監訳　トンプソン＆トンプソン遺伝医学　第 2 版．東京：メディカル・サイエンス・インターナショナル，2017：157-179.

第 **3** 部

解説編

実践編に掲載した 11 のシナリオについて、作成者の視
点から**解説**します。シナリオ作成の意図、シナリオをさ
らに使いこなすためのアイデアなど、学びを深めること
に利用してください。

シナリオ作成の意図と解説

　遺伝カウンセリングロールプレイは、課題解決型の演習である。遺伝カウンセリングセッションの疑似体験の中では、上手くいかなかった経験や思いもよらず起きた出来事からも、何らかの気付きを得ることがあり、これが学習者の成長に役立ち、臨床における臨機応変さにつながると考える（当然、自身の学習成果から上手く面接が進んだという成功体験を得ることも重要である）。したがって、遺伝カウンセリングロールプレイでは、予定調和にならないことが重要ではないだろうか。

　予定調和を避けるために、遺伝カウンセリングロールプレイのシナリオを作成する際には、設定を不自然にしないように注意しながら、クライエント役の演じることのできる裁量を残すことが大切だと筆者は考えている。また、実際の遺伝カウンセリングを開始する時点で得られているクライエントの情報は、来談予約時に得られた情報が主で、他に紹介状などの情報が加わる程度である。したがってロールプレイ演習においても、最低限の情報から、遺伝カウンセリング担当者自身が情報を収集し、その情報から解釈を行い、遺伝カウンセリングを行うというプロセスを経験することが重要である。そこで、本シナリオ集の遺伝カウンセリング担当者役のシナリオは、予約で得られる程度の簡略化した情報として作成している。実際の遺伝カウンセリングセッションでは、遺伝学的・医学的に疑問が生じる事前情報と出会うこともある。また、セッションが始まってから、事前準備をひっくり返すような新情報が現れることもある。シナリオを作成する際には、ちょっとしたピットフォール（落とし穴）を加えておくと、学習者の考察のきっかけを作ることができる。このピットフォールは学習者の到達度にあわせて考えていく。

　本シナリオ集では、11事例を取り上げているが、全体を眺めると、染色体疾患、常染色体遺伝性疾患、X連鎖性疾患、ミトコンドリア遺伝、多因子疾患と幅広く取り扱っているのがわかるだろう。常染色体優性遺伝疾患が多いのは、遺伝学的な特徴や疾患のactionabilityを考慮して選定した結果である。また、第6章で紹介した2019年に研究班で行った調査では、臨床遺伝の専門家を教育する施設におけるロールプレイ

のシナリオで取り上げられた場面のテーマについて検討した。この結果から、遺伝カウンセリングロールプレイ演習のテーマとして、「情報収集」、「疾患・病態の説明」、「検査の説明」、「心理社会的支援・意思決定支援」、「サーベイランス・フォローアップの提案」が抽出され、1つのシナリオで複数のテーマをもつものも多くあった。これらのテーマを、遺伝カウンセリングの視点から疾患/病態にあわせて整理し、網羅的に到達目標を策定した。

　遺伝カウンセリングロールプレイのシナリオを利用する場合、ロールプレイ学習の指導者は、そのシナリオの意図、すなわちテーマを読み取り、学習者のニーズにあわせた利用の仕方を検討していただきたい。もし、さらに学習上の必要があれば、設定にアレンジを行うことを考慮して欲しい。これにより、シナリオ集の応用範囲が広がるだろう。

　本章では、各シナリオの意図を解説していく。この解説を参考にして、シナリオの利用の仕方について検討していただければ幸いである。なお、シナリオのアレンジにおいては、学習者の到達状況を意識し、方針を決めることが推奨される。例えば、初学者を対象とした場合では、まずロールプレイに慣れ、学習者自身の遺伝カウンセリングの基本形を作ることを目標として、より対応しやすい設定にしてみたり、中級者以上の場合では、変則的な事態に対応できるようになることを目標としてピットフォールを仕込んだりするなど、到達段階にあわせて検討するとよい。

シナリオ 1　Down 症候群　解説

ロールプレイの目標

初級　Down 症候群に関する医学的事項と社会的事項について説明できる。

中級　次子が Down 症候群である可能性について説明できる。

上級　次子に関する心配を確認し、クライエントの状況に応じた対応ができる。

　シナリオ 1 の場面 1 は染色体疾患の確定診断にまつわる遺伝カウンセリング、場面 2 は次子再発リスクと関連した遺伝カウンセリングを取り扱った事例である。

　場面 1 は、診断告知後の遺伝カウンセリングである。説明を求めているが、診断告知後の心理状態にも配慮が必要な事例としている。したがって、「娘はどうなるのか」という訴えに対して、医学的な回答を中心とした情報提供だけをすればよいのか、より深い検討が必要な事例である。

　事例に何か話題を追加するのであれば、告知を行う場面を加えるというアイデアがある。この変更方針では、ロールプレイのテーマがグリーフ（悲嘆）への対応となり、クライエント役の沈黙も多くなり、セッションの時間が長くなりやすいため、演習にかける時間を 10〜15 分とした場合、時間が足りなくなる可能性がある。また、教育モデルの遺伝カウンセリングロールプレイとしての役割は弱くなるかもしれない。

　場面 2 は、場面 1 から時間が空いており、抱えている遺伝学的課題、心理社会的課題が変化している可能性をもたせた場面である。主訴も比較的曖昧に設定しているので、クライエント役が設定した児の経過、家庭環境や親子関係などの因子によって、遺伝カウンセリングのアプローチの方向が変わる。出生前診断の相談といっても、検査を希望しているだけではない可能性も存在するので、クライエント役は意識して、多角的に事例を検討していただきたい。

　また、場面 1 と場面 2 を同じ人が遺伝カウンセリングを担当しているとすればどのような思いになるだろうか、この点も意識して欲しい。

　この場面では、妊娠前を想定して記載しているが、妊娠した状態で来談したという設定に変更すると、出生前診断に関するより実践的な知識が必要な遺伝カウンセリングになる。

シナリオ2　高年妊娠　解説

ロールプレイの目標

初級 出生前診断について説明できる。

中級 出生前診断を希望するクライエントの背景を理解した対応ができる。

上級 クライエントの予期していなかった情報に対して、心情に配慮し伝達できる。

　シナリオ2では、高年妊娠女性における出生前診断に関する遺伝カウンセリングの事例であり、場面1では説明を中心とした場面、場面2は確定診断後の場面としている。

　場面1は、漠然とした不安からの受検希望と読めるシンプルな設定としているので、他の背景因子を設定に加えられるようにしている。初期設定の状況は、教育モデルの遺伝カウンセリングでも十分対応可能な場面であるが、経済的な背景や、お互いの両親との関係性などを加えてカウンセリングモデルでの対応をより必要とするようにしてもよい。

　また、この場面で「高齢妊娠」という言葉が使われているが、これは意図的なものである。例えば、「出生前診断」という言葉は、医学的には「しゅっせいぜんしんだん」と読むが、報道などでは「しゅっしょうまえしんだん」に読まれる。このように言葉の使い方の違い、さらには、理解の違いなど、医療者の目線と非医療者の目線を意識してもらうことも、本シナリオの目的の1つである。

　なお、場面2が羊水検査の結果説明の場面であるが、場面1の遺伝カウンセリングの流れを羊水検査に帰結させる必要はなく、出生前診断全般に関する遺伝カウンセリングを実施して欲しい。

　場面2は、羊水検査の確定診断が得られた場面としている。このため、シナリオ1と共通する部分があるが、出生前診断の場合では妊娠継続を諦めるという選択肢があるため、この点が場面2の遺伝カウンセリングの要点となる。また、感情への配慮と情報提供のバランスを十分に検討していただきたい。

　なお、この場面では羊水検査を受けた後としているが、無侵襲的出生前遺伝学的検査（NIPT）や母体血清マーカーの結果説明の場の遺伝カウンセリングロールプレイとしても改変できる。その場合には、来談時の妊娠週数も設定にあわせて変更が必要である。

シナリオ 3　フェニルケトン尿症　解説

ロールプレイの目標

初級 常染色体劣性遺伝疾患における、子どもが罹患する確率について説明できる。

中級 子どもへの罹患を心配するカップルの支援ができる。

上級 常染色体劣性遺伝疾患の保因者診断の意義と限界について説明できる。

　シナリオ 3 では、常染色体劣性遺伝形式をとる先天代謝異常症からフェニルケトン尿症（PKU）を取り上げた。場面 1 では、保因者である可能性について、同胞と一般集団それぞれについて検討し、情報提供することが中心となる。場面 2 は場面 1 での情報提供に続けて、出生前診断と保因者診断を話題として取り上げた。

　PKU を題材として、異なる遺伝カウンセリングロールプレイの事例を設定するとすれば、前児が PKU であったカップルの次子の相談が標準的であろう。このようなケースで両親が健康な場合、両親が保因者である可能性は、ほぼ 100％である。

　場面 1 は同胞に関する話題をどのように進めていくかが隠されたテーマである。同胞という、近くで疾患のある人を見てきた人に対して、相手の理解や感情面を確認して、どのような情報提供が適切かを判断しなくてはならない。また、テーマを可能性の説明としているが、確率を正確に計算できるだけでなく、相手に伝わりやすい可能性の伝え方を用意することも準備として必要になる。分数で伝えるのか、割合で伝えるのか、図表・イラストを用いるのか、様々な方法を使えるようにしておく。また、今回のクライエント役の設定では、発端者の両親が血族婚であるとしたが、このカップルにおいても血縁関係があるかどうかの確認が必要であることも付け加えておく。

　場面 2 では、出生前診断および保因者診断の意義についての説明が主体となる。ただし、本疾患は、新生児マススクリーニングの対象疾患の 1 つで、actionable な疾患であるため、日本産科婦人科学会の「出生前に行われる遺伝学的検査および診断に関する見解」に記載された検査の実施要件にあてはまるとはいえない。この本邦の状況と、相手のニーズとの相違が生じた場合、倫理的ジレンマが発生しうる。さらに、保因者診断を行う前提として、発端者の病的バリアントの情報が明らかになっている必要がある。現時点で発端者が遺伝学的検査を受けるメリットはないため、発端者の情報をどのように得るかも課題となる。

シナリオ4　Duchenne 型筋ジストロフィー　解説

ロールプレイの目標

初級 保因者である可能性について説明ができる（*de novo*、性腺モザイク）。

中級 保因者診断と出生前診断の関係について、心理社会的事項に配慮して説明できる。

上級 小児を対象とした保因者診断のもつ倫理的課題について理解し、それを前提に支持的な対応ができる。

　シナリオ4では、場面1ではDuchenne型筋ジストロフィー（DMD）の出生前診断/着床前診断、場面2では保因者診断に関するテーマを取り扱っている。DMDでは *de novo* の症例も存在するため、発端者が家系内で唯一の発症者の場合、発端者の母親は確定保因者（obligate carrier）とならない。したがって、本事例では、遺伝カウンセリング担当者は、家系図を作成し、Bayes定理にしたがって、クライエントが保因者である可能性について事前検討が要求される。クライエントの母方の家系に男性を加えるという事例変更をすると、リスク計算が複雑になる。クライエント役の設定やシナリオ改変の際には注意が必要である。

　場面1のテーマである、DMDの出生前診断や着床前診断は、実際に行われている。これらの診断を行うにあたっては、発端者の病的バリアントの情報が得られているかどうか、そして、クライエントの女性が保因者であるかどうかの情報が、検査を行うかどうかの鍵となる。今後、DMDの治療法の開発が進みactionableな疾患になった場合には、出生前診断/着床前診断の実施に対する考え方も変化していくと推察される。最新の情報にあわせて、情報提供について検討していただきたい。

　場面2でテーマとした保因者診断についても、場面1と同じく発端者の情報が必要となる。X連鎖劣性遺伝病の場合、保因者診断は女性のみが対象となる。すなわち、心理社会的課題の負担が母方の家系に偏ってかかりやすく、その負担に配慮が必要になる。また、この場面では、長女の保因者診断が話題になるかもしれない。DMDの保因者診断は、生殖への影響だけでなく、本人の健康管理にも役立つ可能性があるが、無症状の幼児に対して行うことは、本人の自己決定権が十分に尊重される保証がないため、実施しないことが原則となる。

シナリオ 5　Marfan 症候群　解説

ロールプレイの目標

初級　Marfan 症候群の概要について説明ができる。

中級　*de novo* を考慮した常染色体優性遺伝疾患の説明ができる。

上級　成人発症疾患を対象とした出生前診断の希望について対応できる。

　シナリオ 5 は、浸透率が高い常染色体優性遺伝疾患であり、actionable な全身疾患として Marfan 症候群を取り上げた。NPO 法人日本マルファン協会（https://www.marfan.jp）の理念には「情報は命を救う」「情報は生きる支え」とあり、また、同じく患者と家族の団体であるマルファンネットワークジャパンのホームページ（https://www.marfan.gr.jp/index.html）にも「マルファン症候群が『正しい知識をもって、適切な処置を受けていくことが、その後の予後を大きく左右する』疾患である」と記載されている。このように、正確な情報を提供することが、適切な医学管理につながることを理解し、なおかつ本人の知る権利・知らないでいる権利も尊重しつつ、対応を検討していただきたい。

　本事例は男性患者としたが、もしクライエントを女性患者としてシナリオを改変するのであれば、妊娠および出産に影響する事項を事例に組み込まなくてはならない。具体的には、現在の大動脈の状態はどのようになっており、どのような治療を受けたかである。この際、日本循環器学会と日本産科婦人科学会が合同で発表した「心疾患患者の妊娠・出産の適応、管理に関するガイドライン」の参照は必須である。

　場面 1 は、確定診断における遺伝カウンセリングの状況として設定した。遺伝カウンセリングのヒントにも記載したように、2020 年時点で遺伝学的検査が保険適用となっている疾患である。したがって、本事例での遺伝学的検査は、臨床的有用性が保たれた検査であることを理解して遺伝カウンセリングを組み立てる必要がある。また、検査にこだわることなく、本人のもつ心理社会的課題への対応に軸足を置いてもよいかもしれない。

　場面 2 は、場面 1 から時間が経過し、状況が変化していると考えられる状況である。ここでは婚約者が同席するが、扱う内容は機微情報であり、婚約者への開示における手続きについて検討を要する。

シナリオ6　遺伝性乳癌卵巣癌症候群（HBOC）　解説

ロールプレイの目標

`初級` 遺伝性腫瘍のサーベイランスやリスク低減手術について説明できる。

`中級` 家族における発症前診断の意義を説明できる。

`上級` 家族関係に配慮して血縁者の情報共有を提案できる。

　シナリオ6は、性別により腫瘍発生の浸透率に差がある常染色体優性遺伝疾患である遺伝性乳癌卵巣癌症候群（HBOC）の事例である。HBOCでは、治療法の選択や非発症変異保有者に対してリスク低減手術など、診断が医学的管理方針に影響する。また、2021年の時点では、腫瘍発症者における遺伝学的検査やリスク低減手術も保険適用されている。このようにHBOCにおける遺伝子診療は一般診療化しており、遺伝カウンセリングを行う際には臨床的なactionabilityが確立している疾患であることを意識しなくてはならない。なお、非発症変異保有者に対する遺伝学的検査やリスク低減手術は保険適用外である（2021年）。

　場面1では、担当医に勧められた遺伝カウンセリングへの来談である。かつて遺伝カウンセリングはクライエントの自発的な来談によるとされてきたが、本事例のように担当医の勧めで来談することも少なくなくなってきた。このような場合、来談者自身における遺伝カウンセリングのニーズが整理されていないまま遺伝カウンセリングに来談されている可能性もあり、来談主訴の確認と、本人が抱える心理社会的課題の把握が重要となる。

　また、この事例では、母方にHBOCの関連腫瘍を集積させているが、事例を改変するのであれば、父方にも腫瘍の家族歴を加え、母方の家族歴を減らし、病的アレルが父方由来の可能性が高くなるように設定を変更してみてもよい。

　場面2は*BRCA1*に病的バリアントがあることを告知された後の遺伝カウンセリングの場面であり、こちらは場面1と違い自発的な来談である。このため、HBOCであることが確定したことによる心境の変化、心理社会的課題の発生があることが推察される。血縁者への情報提供のメリットだけでなく、デメリットについても考慮が必要な状況であることを意識して遺伝カウンセリングの組み立てを検討して欲しい。

シナリオ 7　Huntington 病　解説

ロールプレイの目標

初級 発症前診断を希望するクライエントのリスク認識を確認できる。

中級 Huntington 病の遺伝学的特徴（リピート、表現促進現象）を踏まえたわかりやすい説明ができる。

上級 クライエントの予期していなかった情報を、心情に配慮し伝達できる。

　シナリオ 7 では、根治療法の無い神経疾患である Huntington 病の発症前診断を取り上げた。Huntington 病は、常染色体優性遺伝形式をとるが、疾患の原因となる不安定な反復配列（リピート）の数が世代間で増加し、表現促進現象を来すことが知られている。この遺伝学な特徴の説明をすることは意外に難しく、説明の順序立てかた、説明資料の作成など十分な準備が必要である。なお、他にもリピート病は存在するが、それぞれ臨床的・遺伝学的特徴があるので、疾患別に確認いただきたい。

　介入法の無い疾患に対する発症前診断においては、慎重な準備が必要である。まず、予期的ガイダンスを利用して、検査を受ける、受けない、それぞれの状況についてクライエントに想定してもらう。受けた場合については、病的バリアントを保有している場合と、病的バリアントを保有していない場合の両方についてもさらなる検討をしてもらう。さらに、心理評価など、危機介入ができる環境を整えておく。

　場面 1 は、発症前診断に関する相談の初回面談である。発症前診断の意思決定支援では、十分な心理評価と予期的ガイダンスの実施が検討され、施設による差はあるが、複数回の面談を経てから発症前診断が行われることが一般的である。ここでテーマとした初回面談では、クライエントの検査に対する意向、検査に対する期待と心配などを確認し、面談の方針を伝えることが、今後の鍵となる。この事例は、長い時間をかけて行われる遺伝カウンセリングであるため、面談の途中からロールプレイを開始してもよいだろう。

　場面 2 は、病的バリアントを保有すると告知された後の遺伝カウンセリングである。病態の説明などは十分に尽くされた状況であるため、心理支援を中心に検討していただきたい。今後のシナリオを改変するのであれば、告知を含めた場面としてもよい。

シナリオ8 習慣流産（均衡型相互転座） 解説

ロールプレイの目標

初級 均衡型転座と習慣流産の関係について説明できる。

中級 着床前診断（PGT-SR）の意義と限界について説明できる。

上級 夫婦間のバランスに配慮した面接の組み立てができる。

　シナリオ8では、均衡型相互転座が原因と考えられる習慣流産の事例を取り上げた。なお、習慣流産は3回以上の連続した流産と定義され、類似した状態である不育症とは流産・死産を繰り返して生児を得られない状態を指し、習慣流産は不育症に含まれることになる。習慣流産/不育症の原因は、両親の染色体構造異常だけではなく、母体の抗リン脂質抗体症候群や血液凝固線溶系の異常、子宮の形態異常、甲状腺機能異常などが挙げられるが、大半は原因不明で偶発的なものと考えられている。したがって、他の習慣流産の原因についても考慮が必要となる。また、習慣流産/不育症では、カップルには心理的な負担が重なっていることにも配慮が必要である。繰り返す胎児の喪失から、妊娠することに対する恐れをもつことや、妊娠したとしても素直に喜べない気持ちになっていることも珍しくない。このことの意味をしっかりと検討していただきたい。

　場面1は、流産染色体検査の結果についての説明を追加する場面である。この説明の前提には、核型の意義がわかっていなくてはならない。染色体核型は、International System for Human Cytogenetic Nomenclature（ISCN）による標準記載法にもとづいて記載される。したがって、結果の説明の準備には、ISCNを参照して、核型の意義を理解し、参照の上で核型を説明するための図を作成しておくとよい。また、先述した心理的負担への配慮が必要である。

　場面2は、均衡型転座保因者の告知後の遺伝カウンセリングである。この事例では、保因者が夫婦のどちらであるかを特定しているが、特定しないで検査をする、という選択肢もある。シナリオを改変する場合、夫婦のどちらが保因者かは知らされず告知された場面としてもよい。教育モデルの遺伝カウンセリングとするならば、着床前診断に関する説明が話題の中心となるが、エビデンスが常に更新されている状況なので、最新の情報を入手して準備を進める。

シナリオ9　がんのクリニカルシークエンス　解説

ロールプレイの目標

初級 クライエントの体調や心理状態に配慮した対応ができる。

中級 生殖細胞系列所見（二次的所見）を共有する意義と課題について説明できる。

上級 家族間のバランスに配慮した意思決定支援ができる。

　シナリオ9では、膵癌のクリニカルシークエンスをきっかけに、*BRCA2* の生殖細胞系列の病的バリアント（二次的所見）が見つかった状況を取り扱っている。がんのクリニカルシークエンスは、治療法選択のための体細胞遺伝子検査である。従来の体細胞遺伝子検査は、がん化に影響する特定の体細胞遺伝子バリアントを検出するための検査であったため、遺伝カウンセリングは必要とされてこなかった。しかし、がんのクリニカルシークエンスで腫瘍細胞ゲノムを網羅的に検査するようになり、生殖細胞系列の病的バリアントが見つかる可能性が生じ、遺伝カウンセリングと連携する体制が必要となった。本検査は、患者本人の原疾患の治療が主目的であるため、二次的所見である遺伝性腫瘍への対応は副次的なものである。患者とその家族、それぞれについての臨床的有用性について評価し、対応を検討する。本事例で見つかった二次的所見は *BRCA2* の病的バリアントとしているので、シナリオ6も参照していただきたい。

　シナリオを改変するのであれば、*BRCA2* 以外の遺伝子の病的バリアントが発見された設定にしてみるのもよいだろう。

　場面1は、検査から4週間後、結果告知後に行われた遺伝カウンセリングの場面を想定している。この場面では、患者本人の体調や心理状態への配慮が必要としており、クライエント役がその点を意識し、役作りをすることが、ロールプレイにおける重要なポイントになる。また、遺伝カウンセリングの方針をきちんと決めておかないと、話が進まなくなる可能性も高い場面でもあるので、注意していただきたい。

　場面2は、発端者が残した遺伝情報の取り扱いに関する遺伝カウンセリングである。すでに情報を告知された状態であるが、今回、直接相談対象とならない血縁者への配慮も必要であろう。

シナリオ 10　ミトコンドリア病（MELAS）　解説

ロールプレイの目標

初級 ミトコンドリア病とその遺伝について説明ができる（遺伝的異質性）。

中級 ヘテロプラスミーで生じるミトコンドリア病の再発リスクについて説明できる。

上級 小児に対する遺伝学的検査に関する情報提供と意思決定支援ができる。

　シナリオ 10 では、ミトコンドリア病の中から MELAS を取り上げた。ミトコンドリア遺伝の説明には、ミトコンドリアの細胞内の局在や挙動、ミトコンドリア DNA など生物学的特徴を理解してあたっていただきたい。

　MELAS における遺伝学的検査は、発症者の診断をするための項目の 1 つとなっているが、ヘテロプラスミーで発症する疾患であるため、非発症者に対する予測的な検査として利用するのは困難である。このように「予測ができない」ことを理解してもらうことが、ミトコンドリア病の遺伝カウンセリングの 1 つの目標と言えよう。なお、核遺伝子を原因とするミトコンドリア病もあり、遺伝的異質性にも注意が必要である。核遺伝子が原因と判明した場合では、通常のメンデル遺伝疾患と同様に考えることができる（ヘテロプラスミー、遺伝的異質性については p. 79 を参照）。

　場面 1 は、確定診断のための遺伝学的検査にあたっての遺伝カウンセリングである。ミトコンドリア遺伝における説明の難しさは、ミトコンドリアの生物学的特徴に加えて、ミトコンドリア病の臨床的特徴、遺伝学的特性から生じる心理社会的課題に起因する部分もある。ヘテロプラスミーは予測の困難性をもたらし、母方からの病的バリアントが伝達することは患児の母親のスティグマにつながる。したがって、説明を受け入れてもらうために、心理社会的課題への配慮を心がけたい。

　場面 2 は、同胞再発についての相談である。今回、同胞発症リスクについての相談を取り扱っているが、このリスク算定は困難である。母親がミトコンドリア遺伝子に病的バリアントを保有していれば、子は病的バリアントをほぼ確実に引き継ぐが、MELAS を発症するとは言えないからである。

　なお、小児を対象とした発症前診断は、被検者の自己決定権の保護と健康管理上の有用性、本人の症状の有無、遺伝学的検査による予測の妥当性など、総合的にして行うことになる。

シナリオ 11　統合失調症　解説

ロールプレイの目標

初級 罹患者に対して、advocate として対応できる。

中級 多因子疾患の再発リスクについて説明ができる。

上級 多因子疾患の遺伝学的検査の困難さについて説明ができる。

　シナリオ11では、多因子疾患から統合失調症を取り上げた。統合失調症は約100人に1人という有病率をもつ、ありふれた疾患である。早期発見・早期治療によって予後は改善してきているものの、社会的にはいまだ偏見をもたれやすい疾患である。偏見への対応は難しい問題であるが、偏見をもつことを否定するのではなく、エビデンスをもとに、偏見をもった人が新しい気付きを得られるように対応するのがよいと考える。

　場面1、場面2ともに、リスクと「遺伝子検査」の利用可能性について説明する場面になっている。統合失調症のような多因子疾患は、多数の易罹患性に影響する関連遺伝子と環境要因が、複雑に相互作用して発症すると考えられている。多因子疾患における遺伝因子の影響について、ゲノムの網羅的解析から発症リスクとなるアレルの存在は明らかになってきたが、疾患発症の遺伝的背景をすべて説明することはできていない。したがって、「遺伝子検査」の臨床的有用性はまだ不十分な状況である。ミトコンドリア遺伝と同様に、「わからないこと」ということをどのようにわかってもらうか、このことが本事例の遺伝カウンセリングの本質であろう。特に場面1では、真に情報を伝えたい人に対して伝聞情報でのアプローチとなることがあり、場面2よりも難しい課題が存在している。

　この多因子疾患では、見つかっていない遺伝的リスクである "missing heritability（失われた遺伝率）" の存在に対して、レアバリアント仮説や polygenic model などが提唱され、検索が進んでおり、将来的には予測が可能になるかもしれない。しかし、出生前診断や小児の発症前診断に用いるには、これまでに述べてきたように倫理的課題が多く存在している。

　なお、多因子疾患は、ありふれた疾患（common disease）に多く、糖尿病や先天性心疾患、口唇裂・口蓋裂などが代表的な疾患である。これらの遺伝カウンセリングの準備には、経験的再発率の確認が欠かせない。多因子疾患は、時に単一遺伝子疾患の症状として出現することもあるため、遺伝的異質性の存在にも注意が必要である。

欧文（アルファベット），和文の順に収載。
語頭が欧文の用語はすべて欧文索引に含めた。
人名（病名内の人名を含む）はすべて欧文で表記している。

遺伝カウンセリングロールプレイ
段階的に学べるシナリオ集　　　　　　　　　　　　定価：本体 2,500 円 ＋ 税

2021 年 8 月12日発行　　第 1 版第 1 刷 ©

著　者　三宅 秀彦
　　　　　みやけ ひでひこ

発行者　株式会社　メディカル・サイエンス・インターナショナル

　　　　代表取締役　金子 浩平
　　　　東京都文京区本郷 1-28-36
　　　　郵便番号 113-0033　電話(03)5804-6050

　　　　　　　　　　　　　印刷：三報社印刷／ブックデザイン：明昌堂

ISBN 978-4-8157-3025-3　C3047